中国医学临床百家

周智广 /著

暴发性1型糖尿病

周智广 2017 观点

科学技术文献出版社
SCIENTIFIC AND TECHNICAL DOCUMENTATION PRESS

·北京·

图书在版编目（CIP）数据

暴发性1型糖尿病周智广2017观点 / 周智广著. —北京：科学技术文献出版社，2017.10（2019.5重印）

ISBN 978-7-5189-3385-3

Ⅰ.①暴… Ⅱ.①周… Ⅲ.①糖尿病—防治 Ⅳ.① R587.1

中国版本图书馆 CIP 数据核字（2017）第 235964 号

暴发性1型糖尿病周智广2017观点

策划编辑：蔡 霞 李 沛 责任编辑：蔡 霞 责任校对：文 浩 责任出版：张志平

出 版 者	科学技术文献出版社	
地 址	北京市复兴路15号 邮编 100038	
编 务 部	(010) 58882938，58882087（传真）	
发 行 部	(010) 58882868，58882870（传真）	
邮 购 部	(010) 58882873	
官 方 网 址	www.stdp.com.cn	
发 行 者	科学技术文献出版社发行 全国各地新华书店经销	
印 刷 者	北京虎彩文化传播有限公司	
版 次	2017 年 10 月第 1 版 2019 年 5 月第 3 次印刷	
开 本	710×1000 1/16	
字 数	84千	
印 张	9.75 彩插2面	
书 号	ISBN 978-7-5189-3385-3	
定 价	98.00元	

序
Foreword

韩启德

欧洲文艺复兴后，以维萨利发表《人体构造》为标志，现代医学不断发展，特别是从 19 世纪末开始，随着科学技术成果大量应用于医学，现代医学发展日新月异，发生了根本性的变化。

在过去的一个世纪里，我国现代化进程加快，现代医学也急起直追。但由于启程晚，经济社会发展落后，在相当长的时期里，我国的现代医学远远落后于发达国家。记得 20 世纪 50 年代，我虽然生活在上海这个最发达的城市里，但是母亲做子宫切除术还要到全市最高级的医院才能完成；我患猩红热继发严重风湿性心包炎，只在最严重昏迷时用过一点青霉素。20 世纪 60—70 年代，我从上海第一医学院毕业后到陕西农村基层工作，在很多时候还只能靠"一根针，一把草"治病。但是改革开放仅仅 30 多年，我国现代医学的发展水平已经接近发达国家。可以说，世界上所有先进的诊疗方法，中国的医生都能做，有的还做得更好。更为可喜的是，近年来我国医学界开始取得越来越多的原创性成果，在某些点上已经处于世界领先地位。中国医生已经不再盲从发达国家的疾病诊疗指南，而能根据我们自己的经验和发现，根据我国自己的实际情况制定临床标准和规范。我们越来越有自己的东西了。

要把我们"自己的东西"扩展开来，要获得越来越多"自己的东西"，就必须加强学术交流。我们一直非常重视与国外的学术交流，第一时间掌握国外学术动向，越来越多地参与国际学术会议，有了"自己的东西"也总是要在国外著名刊物去发表。但与此同时，我们更需要重视国内的学术交流，第一时间把自己的创新成果和可贵的经验传播给国内同行，不仅为加强学术互动，促进学术发展，更为学术成果的推广和应用，推动我国医学事业发展。

我国医学发展很不平衡，经济发达地区与落后地区之间差别巨大，先进医疗技术往往只有在大城市、大医院才能开展。在这种情况下，更需要采取有效方式，把现代医学的最新进展以及我国自己的研究成果和先进经验广泛传播开去。

基于以上考虑，科学技术文献出版社精心策划出版《中国医学临床百家》丛书。每本书涵盖一种或一类疾病，由该疾病领域领军专家撰写，重点介绍学术发展历史和最新研究进展，并提供具体临床实践指导。临床疾病上千种，丛书拟以每年百种以上规模持续出版，高时效性地整体展示我国临床研究和实践的最高水平，不能不说是一个重大和艰难的任务。

我浏览了丛书中已经完稿的几本书，感觉都写得很好，既全面阐述有关疾病的基本知识及其来龙去脉，又介绍疾病的最新进展，包括笔者本人及其团队的创新性观点和临床经验，学风严谨，内容深入浅出。相信每一本都保持这样质量的书定会受到医学界的欢迎，成为我国又一项成功的优秀出版工程。

《中国医学临床百家》丛书出版工程的启动，是我国现代医学百年进步的标志，也必将对我国临床医学发展起到积极的推动作用。衷心希望《中国医学临床百家》丛书的出版取得圆满成功！

　　是为序。

作者简介
Author introduction

周智广，博士，内科学教授，一级主任医师、博士研究生导师、湘雅名医。中南大学湘雅二医院代谢内分泌研究所所长，中南大学糖尿病中心主任，湖南省糖尿病研究中心主任，糖尿病免疫学教育部重点实验室主任，国家代谢性疾病临床医学研究中心主任，教育部创新团队带头人，内科内分泌代谢病学国家重点学科和国家临床重点专科带头人。

兼任中华医学会糖尿病学分会副主任委员，1型糖尿病学组首届组长，中国医师协会内分泌代谢科医师分会候任会长，国际糖尿病联盟青少年糖尿病组专家，亚洲糖尿病研究会执行理事，国家食品药品监督管理总局新药评审委员。*Diabetes Metabolism Research & Reviews* 等五本英文杂志编委，《中国医师杂志》主编，《中国糖尿病杂志》副主编。

主持国际、国家和部省级糖尿病等科研项目44项，其中国家重点研发计划 2 项，国家科技支撑计划 2 项，国家科技攻关项目 4 项，国家 863 和 973 项目 3 项，国家自然科学基金课题 8 项，欧洲糖尿病研究基金 3 项。获国家科技进步奖 2 项及省部级奖 10 项，国家发明专利 1 项。发表论文 518 篇，其中 SCI 收录 128 篇。入选教育部"跨世纪人才"培养计划，获中国青年科技奖、全国中青年医学科技之星、国家卫生和计划生育委员会有突出贡献中青年专家、全国优秀科技工作者等称号。1993 年起享受国务院政府特殊津贴。

前 言
Preface

　　暴发性 1 型糖尿病（fulminant type 1 diabetes，FT1D）是 2000 年由日本学者提出的 1 型糖尿病（type 1 diabetes mellitus，T1DM）新亚型，是一种依据起病方式而定义的临床亚型。其特点为起病急骤，病情进展迅速，短时间内胰岛 β 细胞功能完全丧失，多以重度酮症酸中毒起病，若得不到及时诊治，则预后较差，死亡率高。由于 FT1D 患病人数较少，很多内科甚至糖尿病专科医师对其了解不深，临床误诊漏诊率高。加之近年来国际学者和国内以我牵头的周智广课题组对该病的发病机制和临床特点有了较大深入研究，我们认为内科和糖尿病专科医师对于该病的系统认识亟待加强，因此特编写此书，希望能深化临床医师对于 FT1D 的理解和认识。

　　FT1D 多见于亚洲人群，尤其以日本、韩国和中国多见。日本全国范围多中心的调查显示：FT1D 约占所有 T1DM 的

9%；FT1D 占以酮症或酮症酸中毒起病者的 20%。近年来也有高加索人发病的个案报道。我国尚缺乏这方面的流行病学调查资料，周智广课题组的资料显示，FT1D 约占以酮症起病的 T1DM 的 10%。基于我国庞大的人口基数，FT1D 的绝对患病人数也有近十万人，应该引起糖尿病专科医师的高度重视。

追溯 FT1D 提出的历史，源于 2000 年日本学者 Imagawa 等对 11 例胰岛自身抗体阴性且糖化血红蛋白（HbA1c）< 8.5% 的 T1DM 患者的分析。这部分患者具有独特的临床表现：起病急骤，伴有严重的代谢紊乱，合并胰腺外分泌酶的升高，胰岛功能迅速毁损，病理未发现自身免疫性胰岛炎的损伤证据，却在外分泌腺伴有 T 细胞的浸润；从而提出 FT1D 的诊断定义，主要特点为：非自身免疫介导，起病极为迅速，伴有胰酶的升高。考虑到当时这部分患者尚未发现其明确的病因及自身免疫的证据，根据 1997 年美国糖尿病学会及 1999 年世界卫生组织对糖尿病的分型诊断方案，国内外学者倾向于将其归入特发性 T1DM 的范畴。但随着对 FT1D 的研究和深入了解，这一观点已备受争议。

大多数 FT1D 患者有诱因可寻，如病毒感染、药物过敏反应、妊娠、干扰素（IFN）及某些抗肿瘤药物等；新近研究也确定了 HLA-DRB1*0405-DQB1*0401、病毒感染和自身免疫在 FT1D 发病中的作用。与日本人群不同，周智广课题组针对国人的调查发现自身免疫可能是部分中国 FT1D 患者胰岛功能迅速衰竭的原因之一：约 40% 的患者胰岛自身抗体阳性，约 80% 的患者可检测到抗原特异性 T 细胞的存在。这表明 FT1D 作为一种临床综合征，在病因分类上具有一定的异质性：在我国，约半数的患者归属为自身免疫性 T1DM。我们相信随着研究的深入，FT1D 的病因分布谱也将继续发生变化。

T1DM 的起病方式是指导临床做出诊断的重要依据，如日本糖尿病学会建议将 T1DM 分为暴发性、急性和缓慢起病 3 种亚型加以区分。尽管此种分类较为明晰，我们仍需要探讨以下问题：① T1DM 是一个连续的疾病谱，不能截然区分；②起病方式与导致 β 细胞损伤的病因是否相关尚不明确；③起病方式与疾病进程的关系，即始动损伤因素与持续破坏 β 细胞的因素有何区别尚不可知。总之，国内 FT1D 的研究尚属于起步阶段，需要开展多中心合作研究以深入探讨其临床特征、发病机制和自然病程，为预防和治疗该病提供更多依据。

目　录
Contents

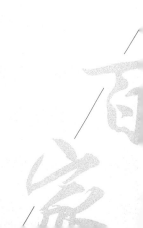

暴发性 1 型糖尿病的流行病学特征

FT1D 是 2000 年由日本学者首次提出的 T1DM 新亚型。作为一种急危重症，逐渐引起了临床医师的重视。对其患病状况和临床特征的探讨也逐渐增多。

1. FT1D 发病无明显季节聚集现象

在日本，每年 FT1D 的发病例数都有所增加，但无统计学意义，分析原因可能与临床诊疗水平和医师的重视程度有关。每年 5 月份发病例数最多，但是该月发病率没有超过全年平均发病率的 2 倍，目前尚认为无统计学意义。周智广课题组对中南大学湘雅二医院内分泌科 2001—2008 年住院的 FT1D 患者发病年份及月份分布情况进行分析后，未观察到新发病例逐年增加的趋势和某个月份新发病例聚集的现象。结合以上日本人群中的观察结果，提示 FT1D 的发病强度可能为散发。

2.FT1D 主要集中在东亚国家

日本流行病学研究发现 FT1D 发病无明显地域差异。在中国，北方（如北京）、南方（如南宁）、东部（如温州）、西部（如贵阳）均有 FT1D 病例。周智广课题组发现城市患者所占比例为 62.5%，高于农村患者（37.5%）。但是由于对农村和城市患者构成比不清楚，故尚不能由此得出城乡患病率存在差别的结论。不同种族间的患病率也有所差别，因为对 FT1D 的病例报道多集中在日本、韩国等国家，曾经认为 FT1D 是亚洲人种中特有的类型，但是最近 Moreaun 报道了 3 例法国妇女患 FT1D，提示该型糖尿病在高加索人群中同样存在，但尚无相关的流行病学资料。

3.FT1D 患病无性别差异，任何年龄均可起病

T1DM 多发生于青少年，性别也以女性多见。而日本相关研究显示：FT1D 发病无性别差异，可以发生在 1 ～ 80 岁的任何人群，平均起病年龄为（39.1±15.7）岁。周智广课题组同样观察到男女患病率无明显差别，96% 的患者起病年龄大于 18 岁，平均起病年龄为（34±11）岁。而王毅等总结了儿童 FT1D 的发病情况，发现 FT1D 在儿童人群中占所有新诊断 T1DM 的 1.29%。

4. 我国 FT1D 发病强度为散发，发病率介于日本和韩国之间

在我国，周智广课题组于 2005 年首先报道了 4 例 FT1D 病例。台湾 Chiou 报道了 1 例药物过敏综合征后发生的 FT1D；上海周健等报道了 1 例 FT1D 合并横纹肌溶解症；南京陈欢欢等报道了 1 例妊娠期间发病的 FT1D。周智广课题组以中南大学湘雅二医院为基础，从 2001—2008 年所有住院糖尿病患者中筛选出 11 例 FT1D 患者，占所有连续住院糖尿病患者的 1.24‰，占 T1DM 患者的 1.5%，占新发 T1DM 患者的 10.3%，该患病率介于日本和韩国之间。但本研究 FT1D 在大于 18 岁患者中的患病率为 15.3%，较韩国（30.4%）低，分析其原因可能与两者研究人群的年龄构成不同有关。

到目前为止，周智广课题组已收集了约 170 例 FT1D 患者。随着临床医师对 FT1D 急危重症特点认识的加深，越来越多 FT1D 患者将得到早期识别和及时诊治。

参考文献

1. Imagawa A，Hanafusa T，Miyagawa J，et al. A novel subtype of type 1 diabetes mellitus characterized by a rapid onset and absence of diabetes-related antibodies. N Engl J Med，2000，342（5）：301-307.

2. Imagawa A，Hanafusa T，Uchigata Y，et al. Fulminant type 1 diabetes：a

nationwide survey in Japan. Diabetes Care, 2003, 26 (8)：2345-2352.

3. Luo S, Zhang Z, Li X, et al. Fulminant type 1 diabetes：a collaborative clinical cases investigation in China. Acta Diabetol, 2013, 50 (1)：53-59.

4. Taniyama M, Katsumata R, Aoki K, et al. A Filipino patient with fulminant type 1 diabetes. Diabetes Care, 2004, 27 (3)：842-843.

5. Tan F, Loh WK. Fulminant type 1 diabetes associated with pregnancy：a report of 2 cases from Malaysia. Diabetes Res Clin Pract, 2010, 90 (2)：e30-e32.

6. Kim HJ, Kim HS, Hahm JR, et al.The first Vietnamese patient with fulminant type 1 diabetes mellitus. Intern Med, 2012, 51 (17)：2361-2363.

7. Napartivaumnuay N, Suthornthepvarakul T, Deerochanawong C, et al. Fulminant type I diabetes：the first case report in Thailand. J Med Assoc Thai, 2013, 96 Suppl 3：S114-S117.

8. Shibasaki S, Imagawa A, Hanafusa T. Fulminant type 1 diabetes mellitus：a new class of type 1 diabetes. Adv Exp Med Biol, 2012, 771：20-23.

9. Cho YM, Kim JT, Ko KS, et al. Fulminant type 1 diabetes in Korea：high prevalence among patients with adult-onset type 1 diabetes. Diabetologia, 2007, 50 (11)：2276-2279.

10. Moreau C, Drui D, Arnault-Ouary G, et al. Fulminant type 1 diabetes in Caucasians：A report of three cases. Diabetes Metab, 2008, 34 (5)：529-532.

11. McCauley RA, Wang X. Fulminant type 1 diabetes mellitus-like presentation in a Hispanic woman in the United States. Diabetes Metab, 2011, 37 (4)：356-358.

12. 周智广，张弛，张冬梅，等 . 特发性 1 型糖尿病的临床特征及其亚型诊断

探讨 . 中华糖尿病杂志，2004，12（2）：79-85.

13. 张弛，周智广，张冬梅，等 . 急骤起病伴胰酶升高的 1 型糖尿病患者临床和免疫学特征 . 中华医学杂志，2005，85（14）：967-971.

14. 郑超，王臻，张贻宇，等 . 暴发性 1 型糖尿病临床流行病学调查 . 中国糖尿病杂志，2009，17（9）：646-648.

15. 王毅，巩纯秀，曹冰燕，等 . 儿童与青少年暴发性 1 型糖尿病与经典 1 型糖尿病的区别 . 中国实用儿科临床杂志，2015，30（8）：580-584.

（郑　超　整理）

暴发性 1 型糖尿病的常见诱因

FT1D 发生的确切病因及机制尚不明确，但目前研究发现，病毒感染、妊娠、某些药物的使用及疾病状态可能是其发生的重要诱因。

5. 绝大多数 FT1D 存在病毒感染的证据

国内外研究表明，病毒感染可能参与 FT1D 的发生与发展。大多数患者在起病前 2 周内有过前驱感染病史，有上呼吸道感染样症状者占 71.1%，表现为发热、咽喉痛、头痛、关节痛等，以发热最为常见。有腹部不适症状的占 72.5%，表现为恶心、呕吐、腹痛、腹泻，以恶心、呕吐最为常见。但仅有 26.9% 的经典 T1DM 患者有类似表现。有研究发现，FT1D 患者血清肠道病毒相关抗体滴度明显增高，包括柯萨奇病毒、腮腺炎病毒、脊髓灰质炎病毒、埃可病毒等。日本学者在 FT1D 患者胰岛组织中分离出肠道病毒相关抗原 VP1，而 VP1 阳性细胞的细胞核固缩提示肠道病毒感染及其引发的固有免疫反应可能直接作用于胰腺组织，病毒感染导致 FT1D 患者胰岛 β 细胞迅速损毁的机制尚不清楚。Tanaka 等研究提出了一种可能的模式：病毒感染胰岛 β 细胞诱导其表达干扰素（IFN）-γ，IFN-γ 诱导蛋白 -10 和白细胞介素（IL）-18，进而激活自身免疫 T 细胞和巨噬细胞，产生炎症因子破坏胰岛 β 细胞。上述过程呈"正反馈"模式进一步增强，从而导致胰岛 β 细胞的迅速损毁。

6. 妊娠期发生的 T1DM 基本均为 FT1D，且病情重，预后差

日本多中心研究中有 14 例在妊娠期间发病的 T1DM 患者，13 例为 FT1D，仅有 1 例为经典 T1DM。11 例患者发病时间在 19～36 孕周，另有 2 例在产后 2 周内。Shimizu 等发现妊娠相关的 FT1D 患者临床症状更为严重，尤其是代谢性酸中毒且孕期感染增加。周智广课题组对 25 例育龄期 FT1D 患者进行分析，其中 9 例为妊娠相关 FT1D，8 例发生在妊娠过程中，1 例发生在产后。以上发现均提示妊娠可能为 FT1D 的重要诱因。

7. 药物过敏是 FT1D 发生的罕见诱因

个别病例报道提示，FT1D 可能与某些药物过敏有关。Seino 等报道了 1 例美西律过敏后发生了 FT1D。Sekine 等报道了卡马西平过敏后发生的非自身免疫性 T1DM。Chiou 等报道了 1 例对

多种药物过敏的患者，使用类固醇激素治疗好转，停药 2 个月后发生了血糖骤升，酮症酸中毒，最后诊断为 FT1D。Sommers 等报道了 1 例使用别嘌呤醇后发生过敏反应，同时出现了胰腺外分泌腺功能的异常和新发糖尿病。其中 3 例患者起病前合并有人类疱疹病毒 6（HHV-6）感染。药物过敏综合征、糖皮质激素、病毒感染和 FT1D 之间可能存在某种联系，这为研究 FT1D 发病机制提供新的思路。

8. 某些 FT1D 发生于干扰素治疗或肿瘤患者化疗过程中

丙型肝炎患者接受 IFN 治疗发生 T1DM 的风险与普通人群相比增加 10 ～ 18 倍。多数病例起病及进展相对较慢，暂无暴发起病的 T1DM 报道。2001 年，意大利研究者报道了 1 例"疑似"IFN 治疗相关的 FT1D：患者因丙型肝炎接受 IFN-α 治疗，3 个月后丙型肝炎病毒转阴，8.5 个月时出现多饮、多尿、体重下降等，继而 2 周后出现酮症酸中毒，且胰岛自身抗体阳性。虽然患者很快启动并长期依赖胰岛素治疗，但代谢紊乱情况较轻，且无 HbA1c 和胰岛功能的数据。因此，该病例是否为 FT1D 无从考证。2015 年中南大学湘雅二医院内分泌科同样收治了 1 例丙型肝炎接受 IFN 治疗后发生酮症酸中毒的患者。患者为 51 岁女性，因"反复呕吐 1 天"就诊。发病前，患者无多饮、多尿、多食、体重下降等高血糖相关症状。入院后查 HbA1c 6.7%，空腹 C 肽

70.2pmol/L，餐后 2 小时 C 肽 78pmol/L，动脉血 pH 7.21，并伴有胰酶、肌酶等升高。随访发现，患者长期依赖胰岛素治疗，且 C 肽水平一直处于极低水平。因此该病例明确诊断为 FT1D，丙型肝炎及 IFN 治疗可能是 FT1D 病因思考的重要补充。

近两年陆续有肿瘤患者化疗过程中发生 FT1D 的报道，可能和使用新型抗癌药物——抗 PD-1 抗体有关。Kong 等报道了 1 例小细胞肺癌化疗过程中发生 FT1D。患者使用 Pembrolizumab 前的随机血糖和 C 肽分别为 5.1mmol/L 和 1230pmol/L，而使用 Pembrolizumab 3 周后查随机血糖 23.8mmol/L，4 天后即出现酮症酸中毒，C 肽水平极低。Miyoshi 等报道了 1 例黑色素瘤患者，使用 nivolumab 4 个月后发生酮症酸中毒的病例，查 HbA1c 7.3%，胰岛功能处于极低水平。抗 PD-1 抗体通过阻断 PD-1/PD-1L 通路介导的抑制效应性 T 细胞活化，作用于肿瘤细胞的同时，可介导自身免疫疾病的发生。因此，接受抗 PD-1 抗体化疗的肿瘤患者应监测血糖及胰岛功能，警惕 FT1D 的发生。

参考文献

1. Imagawa A，Hanafusa T，Makino H，et al. High titres of IgA antibodies to enterovirus in fulminant type 1 diabetes. Diabetologia，2005，48（2）：290-293.

2. Tanaka S，Nishida Y，Aida K，et al. Enterovirus infection，CXC chemokine ligand 10（CXCL10），and CXCR3 circuit：a mechanism of accelerated beta-cell failure in fulminant type 1 diabetes. Diabetes，2009，58（10）：2285-2291.

3. Yamamoto N, Fujita Y, Satoh S, et al. Fulminant type 1 diabetes during pregnancy: A case report and review of the literature. J Obstet Gynaecol Res, 2007, 33 (4): 552-556.

4. Shimizu I, Makino H, Osawa H, et al. Association of fulminant type 1 diabetes with pregnancy. Diabetes Res Clin Pract, 2003, 62 (1): 33-38.

5. Shimizu I, Makino H, Irnagawa A, et al. Clinical and immunogenetic characteristics of fulminant type 1 diabetes associated with pregnancy. J Clin Endocrinol Metab, 2006, 91 (2): 471-476.

6. Seino Y, Yamauchi M, Hirai C, et al. A case of fulminant type 1 diabetes associated with mexiletine hypersensitivity syndrome. Diabet Med, 2004, 21 (10): 1156-1157.

7. Sekine N, Motokura Z, Oki Z, et al. Rapid loss of insulin secretion in a patient with fulminant type 1 diabetes mellitus and carbamazepine hypersensitivity syndrome. JAMA, 2001, 285 (9): 1153-1154.

8. Chiou CC, Chung WH, Hung SI, et al. Fulminant type 1 diabetes mellitus caused by drug hypersensitivity syndrome with human herpesvirus 6 infection. J Am Acad Dermatol, 2006, 54 (2 suppl): S14-17.

9. Sommers LM, Schoene RB. Allopurinol hypersensitivity syndrome associated with pancreatic exocrine abnormalities and new-onset diabetes mellitus. Arch Intern Med, 2002, 162 (10): 1190-1192.

10. Hashimoto K, Yasukawa M, Tohyama M. Human herpesvirus 6 and drug allergy. Curr Opin Allergy Clin Immunol, 2003, 3 (4): 255-260.

11. Miyoshi Y，Ogawa O，Oyama Y. Nivolumab，an Anti-Programmed Cell Death-1 Antibody，Induces Fulminant Type 1 Diabetes. Tohoku J Exp Med，2016，239 (2)：155-158.

12. Kong SH，Lee SY，Yang YS，et al. Anti-programmed cell death 1 therapy triggering diabetic ketoacidosis and fulminant type 1 diabetes. Acta Diabetol，2016，53 (5)：853-856.

（王　臻　郑　超　整理）

暴发性 1 型糖尿病的临床特点

9. FT1D 起病急骤、进展迅速

FT1D 患者从出现"三多一少"等高血糖症状到发生酮症酸中毒时间一般在 1 周以内，平均为 (4.4±3.1) 天，明显短于经典 T1DM 患者的 (36.4±25.1) 天。有些患者甚至不出现高血糖症状，直接以酮症酸中毒就诊。Sekine 报道了 1 例患者发病前 1 天血糖在正常范围，次日即出现血糖骤升和 C 肽水平骤降。某些患者甚至出现发病前低血糖现象，可能和胰岛迅速被破坏致大量胰岛素释放入血有关。由于病程短暂，患者起病时的 HbA1c 水平往往正常 [(6.4±0.9) %] 或者轻度升高 (< 8.5%)。

10. FT1D 起病时临床情况危重

90% 以上的 FT1D 患者以酮症酸中毒起病，约半数起病时伴有意识障碍。FT1D 患者起病时平均血糖水平为 (44.4±20.0)

mmol/L，明显高于经典 T1DM 患者 [（24.1±11.8）mmol/L]。反映酮症酸中毒的各项指标如动脉血 pH 值、碱剩余、二氧化碳结合力等均提示 FT1D 患者有更为严重的酸中毒。FT1D 患者起病时血电解质紊乱主要表现为高钾、低钠和低氯，其紊乱程度比经典 T1DM 更为严重（表 1）。

表 1 3 组 T1DM 患者的临床特征比较

临床特征	FT1D	T1A	T1B
病例数（男 / 女）（n）	8（3/5）	52（30/22）	27（13/14）
发病年龄（岁）（$\bar{X}\pm s$）	31±7	25±17	27±10
病程（天）	2（1，5）	30（1，90）	30（1，90）
糖尿病家族史（%）	0	11.5	14.8
体重指数 (kg/m²)（$\bar{X}\pm s$）	19.4±2.3	18.6±6.5	18.7±2.8
起病时血糖（mmol/L）（$\bar{X}\pm s$）	39.0±15.4	24.2±10.6[b]	26.2±10.5[b]
糖化血红蛋白(%)（$\bar{X}\pm s$）	7.0±0.8	12.8±3.0	12.2±2.8
动脉血 pH（$\bar{X}\pm s$）	7.14±0.07	7.25±0.16	7.28±0.14
β- 羟丁酸（$\bar{X}\pm s$）	5.3±3.1	3.1±2.9	4.1±2.6
血淀粉酶（IU/L）	324（57，1074）	56（22，598）[a]	70（42，2020）
血淀粉酶增高 [n（%）]	6（75）	4（31）	3（30）
胰岛素用量（U/kg）（$\bar{X}\pm s$）	0.66±0.26	0.57±0.26	0.71±0.31

注：FT1D：暴发性 1 型糖尿病；T1A：经典 1 型糖尿病；T1B：特发 1 型糖尿病；与 FT1D 组比较，[a]$P < 0.05$，[b]$P < 0.01$。

*11.*FT1D 常出现多脏器功能损害

FT1D 患者起病时常合并胰腺外分泌功能受损、肝肾功能不全及横纹肌溶解等多脏器功能损害。与经典 T1DM 不同，FT1D 患者血清胰酶水平常轻度升高，而进一步组织病理检查发现胰腺的外分泌腺体组织中伴有淋巴细胞浸润。这提示 FT1D 同时有胰腺内、外分泌功能受损。随着酮症酸中毒的缓解，胰酶水平可在短时间内恢复正常。肝肾功能不全及横纹肌溶解可能与酮症酸中毒时脱水导致血容量不足和严重的代谢紊乱有关，可随病程逐渐好转。

*12.*FT1D 临床预后极差

经积极治疗后，FT1D 合并多脏器损害的情况可以随着酮症酸中毒的好转在 2 ～ 3 周内逐渐恢复正常。但妊娠期起病的 FT1D 患者预后极差，往往出现胎死腹中。随访研究发现，与经典 T1DM 相比，FT1D 患者胰岛功能无"蜜月期"现象，C 肽一直处于较低水平；患者均依赖胰岛素治疗，且需要胰岛素剂量更多，但血糖波动大，常出现高血糖与低血糖交替现象；患者出现微血管并发症的风险更高。

13. 中国 FT1D 病情较经典 T1DM 和特发性 T1DM 更为严重

国内周智广课题组对成人 FT1D 进行了研究。87 例急性酮症起病的 T1DM 患者中有 8 例符合 FT1D 的诊断标准，占 9.1%，在 18 岁以上患者中占 14.0%。FT1D 患者起病时血糖、血淀粉酶水平显著高于经典 T1DM 和特发性 T1DM。4 例（50%）患者发病初期谷氨酸脱羧酶抗体（GADA）阳性，其中 1 例柯萨奇病毒 B（CVB）IgM 阳性，1 例人单纯疱疹病毒 1（HSV1）IgM 阳性。而王毅等对儿童 FT1D 进行了研究，FT1D 占所有新诊断 T1DM 的 1.29%，FT1D 患者起病时代谢紊乱更为严重，发病前流感样症状和腹部症状常见。但在急性并发症、随访胰岛素用量及血糖控制状况方面，FT1D 并未显示出与经典 T1DM 明显的差异。

参考文献

1. Imagawa A, Hanafusa T, Miyagawa J, et al. A novel subtype of type 1 diabetes mellitus characterized by a rapid onset and absence of diabetes-related antibodies. N Engl J Med, 2000, 342 (5)：301-307.

2. Imagawa A, Hanafusa T, Uchigata Y, et al. Fulminant type 1 diabetes：a nationwide survey in Japan. Diabetes Care, 2003, 26 (8)：2345-2352.

3. 张弛，周智广，张冬梅，等. 急骤起病伴胰酶增高的 1 型糖尿病患者临床和免疫学特征. 中华医学杂志，2005, 85 (14)：967-971.

4. 郑超，林健，杨琳，等. 暴发性 1 型糖尿病的患病状况及其特征. 中华内分泌代谢杂志，2010，26（3）：181-194.

5. 郑超，王臻，张贻宇，等. 暴发性 1 型糖尿病临床流行病学调查. 中国糖尿病杂志，2009，17（9）：646-648.

6. 王毅，巩纯秀，曹冰燕，等. 探讨儿童及青少年暴发性 1 型糖尿病分型的临床意义. 中华糖尿病杂志，2014，6（10）：721-724.

7. 王毅，巩纯秀，曹冰燕，等. 儿童与青少年暴发性 1 型糖尿病与经典 1 型糖尿病的区别. 中国实用儿科临床杂志，2015，30（8）：580-584.

（王　臻　整理）

暴发性 1 型糖尿病的实验室检查

FT1D 的常规检查与经典 T1DM 并发酮症酸中毒时的检查相似，但由于 FT1D 病情危重的特点，需要更为密切地监测临床生化指标的变化。另外，糖化白蛋白（GA）和 1,5-脱水葡萄糖醇（1,5-AG）能更好地反映 FT1D 短期血糖变化，而胰岛相关自身抗体及自身反应性 T 细胞、胰岛组织病理检查等有助于理解 FT1D 的病理生理机制。

*14.*FT1D 的常规检查与经典 T1DM 相似

FT1D 常规实验室检查包括血液和尿液两个部分：血液检查包括：血糖、β-羟丁酸、动脉血 pH 值、二氧化碳结合力（CO_2CP）、空腹及餐后 2 小时 C 肽、HbA1c、血常规、电解质、肝功能、肾功能、血脂、胰岛相关自身抗体等；尿液检查包括：尿常规、尿淀粉酶等。

15. 糖化白蛋白能更好地反映短期内血糖平均水平

GA 代表体内白蛋白的糖化水平，由于白蛋白在体内比较稳定，GA 水平也比较稳定，它可以反映患者过去 2 ~ 3 周的平均血糖水平。如前所述使用 HbA1c 诊断 FT1D 存在着一定的局限性，在起病早期可结合 GA 来判断患者近期的血糖变化。目前针对 FT1D 患者的临床研究显示，GA/HbA1c 比值是较 HbA1c 更好地体现血糖变异性的指标，也是较 GA 更好地反映血糖短期内平均水平的指标。

16. 1，5- 脱水葡萄糖醇能更好地反映血糖急性快速变化

1，5-AG 也称 1，5- 脱水葡萄糖醇，具有和葡萄糖类似的化学结构，研究证明，血清 1，5-AG 可作为监测 2 型糖尿病(T2DM)患者血糖水平的新指标，其在血糖上升时迅速下降。近来有研究显示，1，5-AG 能更好地反映 FT1D 患者血糖的急性快速变化，有助于了解 FT1D 患者的血糖水平。

17. 严密监测 FT1D 患者的胰酶、肌酶变化

胰腺外分泌功能受损是 FT1D 的重要临床特点。同时，FT1D 常合并横纹肌溶解综合征等多脏器损害。对于 FT1D 患者，临床医师要注意监测胰酶、肌酶等变化，系统评估 FT1D 并发症

及并发症情况。

参考文献

1. 周智广，郑超. 暴发性 1 型糖尿病：一种不容忽视的糖尿病急危重症. 内科急危重症杂志，2008，14（4）：169-170.

2. Luo S，Zhang Z，Li X，et al. Fulminant type 1 diabetes：a collaborative clinical cases investigation in China. Acta Diabetol，2013，50（1）：53-59.

3. 纪立农，宁光. 糖化血红蛋白.2 版. 北京：人民卫生出版社，2013.

4. Imagawa A，Hanafusa T，Uchigata Y，et al. Fulminant type 1 diabetes：a nationwide survey in Japan. Diabetes Care，2003，26（8）：2345-2352.

5. Imagawa A，Hanafusa T，Awata T，et al. Report of the Committee of the Japan Diabetes Society on the Research of Fulminant and Acute-onset Type 1 Diabetes Mellitus：New diagnostic criteria of fulminant type 1 diabetes mellitus（2012）. J Diabetes Investig，2012，3（6）：536-539.

6. Matsumoto H，Murase-Mishiba Y，Yamamoto N，et al. Glycated albumin to glycated hemoglobin ratio is a sensitive indicator of blood glucose variability in patients with fulminant type 1 diabetes. Intern Med，2012，51（11）：1315-1321.

7. Koga M，Inada S，Nakao T，et al. The Glycated Albumin（GA）to HbA1c Ratio Reflects Shorter-Term Glycemic Control than GA：Analysis of Patients with Fulminant Type 1 Diabetes. J Clin Lab Anal，2017，31（1）.

8. 吴东红，李晓阳，陈非，等. 糖尿病病情控制指标血清1，5- 脱水山梨醇的临床研究. 中国糖尿病杂志，2001，9（3）：173，184.

9. Ge J, Xu D, Peng Y, et al. Serum 1, 5-anhydroglucose alcohol: a serum indicator for estimating acute blood sugar fluctuation in patients with fulminant type 1 diabetes. Nan Fang Yi Ke Da Xue Xue Bao, 2015, 35 (11): 1606-1609.

（章臻翊　整理）

暴发性 1 型糖尿病的诊断与鉴别诊断

18. FT1D 的诊断标准

目前关于 FT1D 的诊断，国际上尚无统一的标准。目前主要参考的是 2012 年日本糖尿病学会的标准，包括筛查标准、诊断标准及其他辅助诊断的临床表现。

（1）筛查标准：①出现糖代谢紊乱症状（口干、多饮、多尿、体重下降等）1 周内发生糖尿病酮症或酮症酸中毒；②初诊时血浆葡萄糖水平 ≥ 16.0mmol/L。

（2）诊断标准：①出现糖代谢紊乱症状迅速（一般 1 周以内）出现酮症或酮症酸中毒；②初诊时血浆葡萄糖水平 ≥ 16.0mmol/L 或 HbA1c ＜ 8.7%（NGSP）；③尿 C 肽 ＜ 10μg/d 或空腹 C 肽 ＜ 0.1nmol/L（0.3ng/ml）、胰高糖素刺激后或进食后 C 肽峰值 ＜ 0.17nmol/L（0.5ng/ml）。

（3）其他临床表现：①胰岛自身抗体（如 GADA、IA-2A、

IAA 等）多为阴性；②起病到开始胰岛素治疗在 1 ～ 2 周以内；
③约 98% 的患者伴有胰酶升高等胰腺外分泌功能受损的表现；
④ 70% 的患者伴有流感样症状（发热、上呼吸道症状等）或消
化道症状；⑤ 发生于妊娠过程中或产后；⑥ HLA-DRB1*0405-
DQB1*0401 单体型。

因 FT1D 起病急、进展快，正确及时地识别将有利于医师尽
早采取治疗措施以及判断预后。因此，在实际临床工作中应注意
与以酮症或酮症酸中毒起病的其他临床情况进行鉴别。

19. 不应过度强调 FT1D 的免疫分型

日本全国范围内的调查研究发现，FT1D 患者的 GADA 阳
性率仅为 4.8%，且没有 IA-2A 阳性的病例。因此，日本学者将
FT1D 归于"缺乏自身免疫证据"的特发性 1 型糖尿病亚型。日
本糖尿病协会于 2004 和 2012 年分别修订了关于 FT1D 的诊断标
准。在辅助诊断的临床线索中，日本学者均强调 FT1D 多为胰岛
自身抗体阴性。周智广课题组基于体液和细胞免疫研究的结果，
进一步分析了同一 FT1D 患者中胰岛自身抗体和自身反应性 T 细
胞的分布关系。结果发现胰岛自身抗体和自身反应性 T 细胞在
FT1D 中存在不同的排列组合：胰岛自身抗体阳性病例中可以无
自身反应性 T 细胞；胰岛自身抗体阴性病例中可以有自身反应性
T 细胞；同一个患者内 GAD 抗体和 GAD 反应性 T 细胞可以不
同时出现，提示联合检测针对多种胰岛抗原的体液和细胞免疫指

标能有效提高 FT1D 的自身免疫诊断效率。笔者认为 FT1D 本质在于患者胰岛功能短时间内迅速毁损，而不应过度强调免疫分型对 FT1D 诊断的影响（表 2）。

表 2　胰岛自身抗体与自身反应性 T 细胞在 FT1D 中的分布

病例	胰岛自身抗体			胰岛自身反应性 T 细胞		
	GAD	IA-2	ZnT8	GAD	胰岛素	C 肽
病例 1				+	+	
病例 2	+		+		+	+
病例 3				+		+
病例 4		+		+	+	
病例 5						
病例 6	+					
病例 7				+	+	+
病例 8				+		+
病例 9				+		
病例 10	+			+		

注：+ 表示阳性；胰岛自身抗体阳性病例中可以无自身反应性 T 细胞；胰岛自身抗体阴性病例中可以有自身反应性 T 细胞；同一患者内针对 GAD 的胰岛自身抗体和自身反应性 T 细胞可以不同时出现。

20. FT1D 伴胰酶升高者需与急性胰腺炎鉴别

因 FT1D 患者中大多有胰酶的升高，且不少患者在起病时存在不同程度腹痛，当医生对 FT1D 认识不够时，易将患者误诊为急性胰腺炎，认为高血糖为继发表现，使关注点过多放在了急性胰腺炎上，而忽略了对高血糖及酮症酸中毒的处理。

在 FT1D 患者的胰腺外分泌组织中可见大量淋巴细胞浸润，导致 FT1D 病程中胰腺外分泌功能受损，胰酶升高。那么，FT1D 中胰酶升高是否意味着患者合并存在急性胰腺炎呢？随后的临床观察及研究发现，随着 FT1D 患者酮症酸中毒的纠正，其胰酶均能迅速恢复正常。影像学中胰腺水肿等急性胰腺炎的表现也较少见。在极少数伴有胰腺水肿、胰腺外分泌功能受损表现（腹泻或脂肪泻）的患者中，这些症状也随着酮症酸中毒的纠正而自然缓解，无须特别针对急性胰腺炎进行治疗。从组织形态学上，FT1D 患者的胰腺外分泌组织并不存在出血、大量多型核细胞的浸润损伤，亦不符合急性胰腺炎的表现。

因此，不同于急性胰腺炎时胰酶进行性升高，腹部体征、症状剧烈，FT1D 病程中所合并的胰腺情况为继发性改变，从患者腹部体征、胰酶的变化趋势等临床特点不难鉴别。但这些并不代表临床医生在临床诊治过程中对患者存在腹痛、腹胀等主诉合并胰酶升高时可以掉以轻心。

研究认为，在疾病早期，特别当无法完全排除合并存在急性胰腺炎时，需要采取适当禁食，严密监测胰酶的动态变化，以防 FT1D 时脂肪分解加速，血脂急剧升高造成胰腺外分泌功能的进一步损伤而诱发急性胰腺炎。

21. 抗体阳性的 FT1D 需与经典 T1DM 鉴别

以自身免疫性介导胰岛 β 细胞破坏为主要发病机制的经典 T1DM，起病时存在明显的高血糖症状（多尿、多饮、体重减轻），若未得到及时治疗，亦常以酮症或酮症酸中毒就诊。日本学者曾对该国 FT1D 及经典 T1DM 患者进行临床特点的比较，国内周智广课题组曾对在湘雅二医院内分泌科就诊的 FT1D 与经典 T1DM 患者进行比较，在日本或中国人群中，相对于经典 T1DM，FT1D 发病更迅速、更凶险，体现在：①首诊时 FT1D 患者平均血糖明显升高，并与其低水平的 HbA1c 不平行。而血酮、胰酶、血 pH 等生化指标紊乱也明显更为突出，患者更易出现意识状态改变。②在对 FT1D 患者的随访中进一步发现，该类患者起病时胰岛功能便残存无几，即便在起始胰岛素强化治疗后，也几乎不存在蜜月期。③不同于经典 T1DM 明确的免疫学机制，胰岛相关抗体（如 GADA、IA-2A、IAA 等）在 FT1D 患者中多为阴性。

22. 从特发性 T1DM 中进一步鉴别 FT1D

特发性 T1DM 是缺乏自身免疫证据的 T1DM 亚型。FT1D 定义被提出后的一段时间内，FT1D 曾被归于特发性 T1DM 亚型，但中国的多项研究表明，联合多种检测手段可提高 FT1D 自身免疫诊断效率。因此，对于胰岛自身抗体阳性或胰岛抗原反应性 T

细胞阳性患者可以不考虑特发性 T1DM 的诊断。而对于缺乏自身免疫证据的特发性 T1DM，需进一步根据病程、HbA1c 及胰岛功能明确是否为 FT1D。

23. 以酮症酸中毒起病的 T2DM 可出现类似 FT1D 的临床表现

T2DM 患者早期血糖升高时症状不明显，临床上 T2DM 患者因合并严重感染，在出现高血糖症状短期内即以酮症酸中毒首诊的案例并不罕见。常见当患者出现"三多一少"症状时，因进食大量水果或含糖饮料而致严重糖尿病急性并发症而就诊，该类患者酸中毒等代谢紊乱严重，同样也可出现胰酶升高等类似 FT1D 的临床改变。

基于 T2DM 患者以下临床特点，与 FT1D 相鉴别：① HbA1c 均明显升高。对于发生酮症酸中毒的 T2DM 患者，反映既往 2～3 个月平均血糖的指标 HbA1c 通常远超过 8.5%。近年来日本有进一步的研究报道，反映短期内（约 2 周）平均血糖的指标（GA）及 GA 与 HbA1c 的比值（GA/HbA1c ratio, GHR），能够更好地鉴别 FT1D 与 T2DM。在该研究纳入的 35 例 FT1D 患者和 42 例 T2DM 患者中，FT1D 患者的 HbA1c 较 T2DM 患者低，而 GA 则明显高于 T2DM 组。若以 GHR=3.2 为切点，FT1D 中 GHR > 3.2 的患者占 97%（33/34），而在 T2DM 中仅占 2.3%（1/42）。②虽然胰岛功能短期内可能由于受到高糖抑制而偏低，但就诊时空腹 C 肽多在 100pmol/L 以上。③患者既往体型肥胖，多有糖尿病家族史。④ T2DM 存在酮症酸中毒时通常合并感染。除白细胞、中性粒细胞升高外，红细胞沉降率、C 反应蛋白、降钙素原等感染及炎症指标亦将升高，存在呼吸系统、消化系统、泌尿系统或皮肤、血液等感染病灶，若不同时采取强有力抗感染措施，酮症酸中毒将难以纠正，并可能进一步加剧。⑤不同于 FT1D 患者的后续治疗，T2DM 患者在糖尿病急性并发症纠正 48 ~ 72 小时后，应尽早启用二甲双胍等口服降糖药物治疗。大多数患者在胰岛素强化治疗 2 ~ 4 周后，胰岛素敏感性改善，胰岛功能恢复，胰岛素剂量可逐渐减量至停用。其疾病转归完全不同于 FT1D 患者的胰岛功能彻底损毁。

参考文献

1. Hanafusa T, Imagawa A. Fulminant type 1 diabetes: a novel clinical entity requiring special attention by all medical practitioners. Nat Clin Pract Endocrinol Metab, 2007, 3 (1): 36-45.

2. Imagawa A, Hanafusa T, Uchigata Y, et al. Fulminant type 1 diabetes: a nationwide survey in Japan. Diabetes Care, 2003, 26 (8): 2345-2352.

3. Zheng C, Zhou Z, Yang L, et al. Fulminant type 1 diabetes mellitus exhibits distinct clinical and autoimmunity features from classical type 1 diabetes mellitus in Chinese. Diabetes Metab Rev, 2011, 27 (1): 70-78.

4. Iwaoka T. A case of fulminant type 1 diabetes with transiently positive anti-GAD

antibodies. Endocr J, 2003, 50 (2): 225-231.

5. Wang Z, Zheng Y, Tu Y, et al. Immunological Aspects of Fulminant Type 1 Diabetes in Chinese. J Immunol Res, 2016, 2016: 1858202.

6. Imagawa A, Hanafusa T, Miyagawa J, et al. A novel subtype of type 1 diabetes mellitus characterized by a rapid onset and absence of diabetes-related antibodies. N Engl J Med, 2000, 342 (5): 301-307.

7. Koga M, Murai J, Saito H, et al. Serum glycated albumin to haemoglobin A (1C) ratio can distinguish fulminant type 1 diabetes mellitus from type 2 diabetes mellitus. Ann Clin Biochem, 2010, 47 (Pt 4): 313-317.

（谢雨婷　整理）

暴发性 1 型糖尿病的遗传学特征

FT1D 相关的易感基因包括 *HLA* 基因和非 *HLA* 基因。与经典 T1DM 相比，FT1D 有自己独特的 *HLA* 易感基因位点及相似的非 *HLA* 易感基因。

24. FT1D 的 *HLA* 易感基因与经典 T1DM 不同

FT1D 表现为不同于经典 T1DM 特异性的临床特征，其病因和发病机制尚不十分清楚。日本的多项研究报道 *HLA-II* 类基因可能与 FT1D 的遗传易感性同样有关，但是可能与经典 T1DM 有着不同的易感位点。

最初研究了 HLA 血清学亚型，发现 FT1D 的 DR4 非 DR9 的频率较正常对照明显增加，而 DR1、DR2、DR5 与 DR8 较正常对照明显降低。

相比之下，DR9 非 DR4 在经典 T1DM 中明显增加，DR2 在经典 T1DM 中十分罕见。单体型分析显示在 FT1D 中 DR4-DQ4

频率显著增加，而 DR2-DQ1 与 DR8-DQ1 的频率显著降低。在经典 T1DM 中，DR2-DQ1 是十分罕见，而 DR9-DR3 十分常见。联合分析显示 FT1D 的 DR4-DQ4 纯合子与经典 T1DM 的 DR9-DQ3 纯合子有高的比值比 (*OR*)，*OR* 值分别为 13.3、13.3。研究结果表明 *HLA-* II 类基因是 FT1D 发生的原因之一，HLA 亚型对 T1DM 易感性与保护性在 FT1D 与经典 T1DM 中的作用是不同的。

随着分子分型技术的进步，进一步检测了 FT1D 的 *HLA-* II 类基因的高分辨率的单体型。结果发现 DRB1*0405-DQB1*0401（编码 DR4-DQ4）与 DRB1*0901-DQB1*0303（编码 DR9-DQ3）是经典 T1DM 的主要易感单体型，而 DRB1*1502-DQB1*0601 与 DRB1*1501-DQB1*0602（均编码 DR2-DQ1）是其保护性单体型。相比之下，仅仅 DRB1*0405-DQB1*0401 而非 DRB1*0901-DQB1*0303 是 FT1D 的易感单体型，此外，DRB1*1502-DQB1*0601 与 DRB1*1501-DQB1*0602 均是 FT1D 的保护性单体型。

在基因型联合分析方面，易感 DRB1*0405-DQB1*0401 纯合子与 FT1D 和经典 T1DM 均有关，而易感 DRB1*0901-DQB1*0303 纯合子仅与经典 T1DM 有关。这些结果仍表明 *HLA-* II 类基因型也贡献于 FT1D 的发生，但与 *HLA-* II 类基因对 T1DM 的易感性和保护性是不同，在 FT1D 和经典 T1DM 之间不同的 *HLA-* II 类基因对 β 细胞损害的机制也不同。

与日本 T1DM 不同，对于高加索人而言，DRB1*0401-

DQB1*0302（编码 DR4-DQ1）与 DRB1*0301-DQB1*0201（编码 DR3-DQ2）并非 DR4-DQ4 是 T1DM 的易感单体型，而 DR2-DQ1（由 DRB1*1501-DQB1*0602 编码）如同日本人群一样，也是保护性因素。由于 DR4-DQ4 单体型（FT1D 的易感单体型）在日本人群中常见，但在高加索人中罕见，这种差异从遗传基础上可能可以解释日本和高加索人 FT1D 不同的发病率。

Tanaka 等报道了 *HLA-DQ* 基因型与 FT1D 的关联情况，FT1D 中 DQA1*0303-DQB1*0401/DQA1*0303-DQB1*0401 纯合基因型频率（*RR*=39）比 DQA1*0302-DQB1*0303/DQA1*0303-DQB1*0401 杂合基因型频率明显增高（*RR*=13），相反，在经典 T1DM 中 DQA1*0302-DQB1*0303/DQA1*0302- DQB1*0303 纯合基因型（*RR*=10）比 DQA1*0303-DQB1*0401/DQA1*0302-DQB1*0303 杂合基因型频率显著增高（*RR*=12）。上述研究也提示 *HLA-DQ* 基因型在 FT1D 和经典 T1DM 之间存在显著的差异，对不同的糖尿病亚型有不同的影响。

后续研究进一步证实，编码 DR4-DQ4 的单体型 DRB1*0405-DQB1*0401 对 FT1D 有强易感作用，不管是 DRB1*0405-DQB1*0401 的纯合子还是杂合子都具有遗传易感性（*OR* 分别为 7.0 与 1.8），这些结果表明 DRB1*0405-DQB1*0401 在 FT1D 的发生中具有重要作用。进一步还发现 DRB1*0101-DQB1*0501、DRB1*1502-DQB1*0601 及 DRB1*0803-DQB1*0601 单倍型与 FT1D 呈负相关。

众所周知，DRB1*1502-DQB1*0601 与 DRB1*1501-DQB1*0602 均编码 DR2-DQ1。周智广课题组先前分析了 DR-DQ 的血清亚型，发现 FT1D 中 DR2-DQ1 频率显著低于对照组。编码 DR2-DQ1 的 DRB1*1502-DQB1*0601（非 DRB1*1501-DQB1*0602）与 FT1D 呈负相关。对于联合分析，不管有无出现易感单体型 如 DRB1*0901-DQB1*0303 与 DRB1*0405-DQB1*0401，DRB1*1502-DQB1*0601 与 DRB1*1501-DQB1*0602 杂合子或纯合子均对日本经典 T1DM 有强保护性。但在 FT1D 中没有观察到这样的保护性效应，这种情况提示在 FT1D 中保护性单体型并不优于易感单体型。

由于多数 FT1D 的胰岛自身抗体是阴性，但也有部分胰岛自身抗体阳性。日本 Tsutsumi 等对此情况也进行了 *HLA* 基因分析，发现尽管 GADA 阳性和 GADA 阴性 FT1D 有相似的临床表现，但 *HLA* 基因对两者的作用却是不一样的。结果显示不管是 DRB1*0405-DQB1*0401 纯合子还是杂合子均是 GADA 阴性 FT1D 的主要易感贡献基因，相反，易感单体型 DRB1*0901-DQB1*0303（并非 DRB1*0405-DQB1*0401）则在 GADA 阳性 FT1D 中占主要优势。此外，DRB1*1502-DQB1*0601 单体型在 GADA 阳性 FT1D 较 GADA 阴性者保护性效应表现更为强烈（*OR* 0.07 *vs.* 0.33）。

众所周知，DRB1*0901-DQB1*0303 在日本 GADA 阳性或经典 T1DM 患者中的频率十分常见。Kawabat 等研究显示当

DRB1*0901- DQB1*0303 以纯合子出现时对经典 T1DM 的遗传易感性更强，DRB1*0901-DQB1*0303 单体型以隐性方式表现为遗传易感性。DRB1*1502-DQB1*0601 对经典 T1DM 也表现为强保护性。周智广课题组观察到 GADA 阳性 FT1D 中存在高频率的 DRB1*0901-DQB1*0303 纯合子（OR=20.1）。综上所述，这些结果表明经典 T1DM 和 GADA 阳性 FT1D 有相似的基础遗传背景，但不同于 GADA 阴性 FT1D 者。

由于最初 FT1D 的概念在日本被提出，且报道的多数病例也见于日本，上述 HLA 基因分析均来自日本人群。在其他国家也陆续报道了 FT1D 的 HLA 遗传学情况，但病例分散，大多为少数病例报道，缺乏系统的病例对照分析，因此尚无确切的结论。

周智广课题组的小样本研究数据显示 FT1D 患者 DQA1*0102-DQB1*0601 和 DQA1*03-DQB1*0401 单体型频率较经典 T1DM 患者增高，但前者的单体型频率显著高于正常对照，后者的频率与正常对照无显著性差异，提示中国 FT1D 中易感单体型为 DQA1*0102-DQB1*0601。其他 FT1D 病例都限于个案报道相关 HLA 单体型或基因型，尚无确切结论，如韩国、菲律宾人、混合遗传背景的 FT1D 患者及高加索人。

上述分散病例报道提示在日本、韩国、中国或菲律宾及高加索人的 FT1D 没有共同的 HLA DR-DQ 单体型，提示除了 HLA- Ⅱ 类基因外还存在某种遗传因素与 FT1D 的发生有关(表3)。

表3 FT1D 与经典 T1DM 及正常对照 *HLA-DQ* 单体型比较

HLA-DQ 单体型	FT1D 组 [*n*（%）]	经典 T1DM 组 [*n*（%）]	*OR*（95% *CI*）
例数	19	38	
DQA1*03-DQB1*0302	2 (5.3)	4 (5.3)	1.000 (0.175 ～ 5.720)
DQA1*03-DQB1*0303	7 (18.4)	22 (28.9)	0.554 (0.213 ～ 1.445)
DQA1*03-DQB1*0401	3 (7.9)	0 (0.0) [a]	-
DQA1*05-DQB1*0201	2 (5.3)	8 (10.6)	0.472 (0.095 ～ 2.342)
DQA1*05-DQB1*0301	4 (10.5)	2 (2.6)	4.353 (0.760 ～ 24.931)
DQA1*0102-DQB1*0601	6 (15.8)	1 (1.3) [b]	14.063 (1.627 ～ 121.582)
DQA1*0103-DQB1*0601	2 (5.3)	7 (9.2)	0.548 (0.108 ～ 2.774)
DQA1*0601-DQB1*0301	4 (10.5)	3 (3.9)	2.902 (0.615 ～ 13.687)
DQA1*03-DQB1*0404	0 (0.0)	7 (9.2)	-
DQA1*0104-DQB1*0502	0 (0.0)	5 (6.5)	-

注：*n*（%）表示单体型数目（频率）；表中仅列出各组频率在 5% 以上的单体型；[a]$P < 0.05$，[b]$P < 0.01$。

除了 *HLA-Ⅱ* 类基因与 FT1D 有关外，也有研究报道了 HLA-B*4002 及 HLA-B62 与 FT1D 有关，不过结论尚不明确，有待进一步大样本量验证。*HLA-Ⅰ* 类等位基因及 HLA 的延伸区域的一系列单核苷酸多态性（SNPs）与 FT1D 的关联不同于急性起病型与缓慢发病型。缓慢发病型糖尿病只要 1 种或 2 种易感单体型则说明其有易感性，而急性起病型与 FT1D 则需要出现 2 种易感单体型才能说明其易感性。

以上结果表明，与 FT1D 相关 *HLA* 基因在性质上不同于其他类型的 T1DM，HLA 对缓慢发病型的贡献在性质上与急性起病型相似，但在数量上不同。

在 FT1D 的诊断标准里没有包括 *HLA* 基因，是因为对 1 例可疑急性起病型的 T1DM 出现易感单倍型并不能导致明确的诊断，而出现保护性单倍型也不能完全排除 T1DM 的诊断。

尽管 *HLA* 基因不是诊断 FT1D 的条件，但 FT1D 遗传学研究期望能进一步阐明 T1DM 的遗传分子学发病机制，为易感人群的免疫遗传学筛查提供理论基础，同时为 FT1D 的免疫遗传学研究临床转化应用也可提供重要的循证依据。

25.CTLA-4 CT60 多态性与 FT1D 有关

HLA-Ⅱ 类基因与 T1DM 相关性研究已有 30 年历史，对多人种族的研究已积累了大量资料。中国人遗传背景可能不同于其他

种族人群，国外研究的结论不符合中国的实际情况。周智广课题组研究表明中国人 T1DM 的 *HLA-Ⅱ* 类易感单体型与基因型明显不同于高加索人。

T1DM 的遗传易感性是由多个微效基因的累加作用形成。尽管 *HLA-DR* 和 *HLA-DQ* 基因在 T1DM 的遗传因素中发挥主导作用，其他一些非 *HLA* 基因也起着重要的作用，如胰岛素基因（*INS*），细胞毒性 T 细胞相关抗原 4 位点（CTLA4），蛋白酪氨酸磷酸酶非受体型 22（PTPN22）及 IL-2 受体（IL2RA/CD25）区域及干扰素诱导解旋酶 C 域 1（*IFIH1*）基因等。

T1DM 相关的非 *HLA* 基因是否跟 FT1D 有关？有研究发现 CTLA-4 CT60 多态性与 FT1D 有关，但由于样本量较小，目前尚不能肯定，需要扩大样本进一步验证。

此外，日本长崎大学医学院附属医院的 Kawasaki 教授对 FT1D 某些单基因突变也进行了研究，对 1990—2000 年期间医院收集的所有 FT1D 均检测了 *HNF-1α* 基因变异和线粒体 DNA 变异，结果发现在这些 FT1D 患者中没有发现有 *HNF-1α* 基因及线粒体 tRNA^{Leu}（*UUR*）基因 3243A/G 突变，表明 *HNF-1α* 基因及线粒体变异与起病时的 FT1D 临床症状无相关性。

由于 FT1D 概念刚提出不久，发病率低，且多以亚洲人报道为主，在高加索人报道极少，故对 T1DM 相关的非 *HLA* 基因与 FT1D 的关联研究及其匮乏，有必要联合全球的 FT1D

病例进行大宗病例对照研究，以阐明相关基因在 FT1D 中的作用。

参考文献

1. Imagawa A，Hanafusa T，Uchigata Y，et al. Different contribution of class II HLA in fulminant and typical autoimmune type 1 diabetes mellitus. Diabetologia，2005，48（2）：294-300.

2. Kawasaki E，Eguchi K. Genetics of fulminant type 1 diabetes. Ann N Y Acad Sci，2006，1079：24-30.

3. Hanafusa T，Imagawa A.Fulminant type 1 diabetes：a novel clinical entity requiring special attention by all medical practitioners. Nat Clin Pract Endocrinol Metab，2007，3（1）：36-45.

4. Tanaka S，Kobayashi T，Nakanishi K，et al. Association of HLA-DQ genotype in autoantibody-negative and rapid-onset type 1 diabetes.Diabetes Care，2002, 25（12）：2302-2307.

5. Tsutsumi C，Imagawa A，Ikegami H，et al. Japan Diabetes Society Committee on Type 1 Diabetes Mellitus R：Class II HLA genotype in fulminant type 1 diabetes：A nationwide survey with reference to glutamic acid decarboxylase antibodies. J Diabetes Investig，2012，3（1）：62-69.

6. Zheng C，Zhou Z，Yang L，et al.Fulminant type 1 diabetes mellitus exhibits distinct clinical and autoimmunity features from classical type 1 diabetes mellitus in

Chinese. Diabetes Metab Res Rev，2011，27（1）：70-78.

7. Kim NH，Kim HY，Seo JA，et al. A pooled analysis of 29 patients with fulminant type 1 diabetes in Korea：a comparison with a nationwide survey in Japan. Diabetes Res Clin Pract，2009，86（3）：e43-e45.

8. Taniyama M，Katsumata R，Aoki K，et al.A Filipino patient with fulminant type 1 diabetes. Diabetes Care，2004，27（3）：842-843.

9. Furukawa S，Fujihara K，Kumagai R，et al.Fulminant Type 1 Diabetes Mellitus Presenting 11 Days after Delivery in a Patient of Mixed Genetic Background. Intern Med，2016，55（14）：1881-1885.

10. Moreau C，Drui D，Arnault-Ouary G，et al.Fulminant type 1 diabetes in Caucasians：A report of three cases. Diabetes Metab，2008，34（5）：529-532.

11. Onuma H，Tohyama M，Imagawa A，et al.High frequency of HLA B62 in fulminant type 1 diabetes with the drug-induced hypersensitivity syndrome. J Clin Endocrinol Metab，2012，97（12）：E2277-E2281.

12. Kawabata Y，Ikegami H，Awata T，et al.Differential association of HLA with three subtypes of type 1 diabetes：fulminant，slowly progressive and acute-onset. Diabetologia，2009，52（12）：2513-2521.

13. Kawasaki E，Maruyama T，Imagawa A，et al.Diagnostic criteria for acute-onset type 1 diabetes mellitus（2012）：Report of the Committee of Japan Diabetes Society on the Research of Fulminant and Acute-onset Type 1 Diabetes Mellitus. J Diabetes Investig，2014，5（1）：115-118.

14. Luo S，Lin J，Xie Z，et al.HLA Genetic Discrepancy Between Latent Autoimmune Diabetes in Adults and Type 1 Diabetes：LADA China Study No. 6. J Clin Endocrinol Metab，2016，101（4）：1693-1700.

（罗说明　整理）

暴发性 1 型糖尿病的固有免疫特点

FT1D 的病因和发病机制尚不十分清楚。目前认为可能与遗传（*HLA* 基因型）、环境（病毒感染）和自身免疫等因素有关。近几十年来，遗传背景并未发生显著变化，而 FT1D 的发病情况却显著增加，进一步说明环境因素（病毒感染）在其病因学中的作用。

26. 临床研究和动物实验表明 FT1D 发病与病毒感染有关

由于大多数患者在起病 2 周内有前驱感染病史，表现为上呼吸道感染、腹痛、腹泻等流感样症状，且多种肠道病毒抗体滴度水平较正常人群明显升高，提示病毒感染可能与 FT1D 发病有关。日本的全国调查研究表明，71.2% 的 FT1D 患者起病初期有流感样症状，部分患者肠道病毒 IgA 抗体滴度明显升高；且大多数为柯萨奇病毒（A4，5，6），轮状病毒，巨细胞病毒，EB 病毒及人疱疹病毒（6，7）感染。周智广课题组通过对 21 例 FT1D 患者血清学检测发现，1 例（5%）患者柯萨奇病毒 IgM 阳性，5 例（24%）患者腮腺炎病毒 IgM 阳性，其中 FT1D 患者腮腺炎病毒 IgM 阳性率明显高于经典 T1DM 患者和正常人群。目前发现与 FT1D 发病相关的病毒包括柯萨奇病毒、埃可病毒、轮状病毒和疱疹病毒。新近有关于流感病毒和腮腺炎病毒感染后发生 FT1D 的报道。有学者发现 FT1D 可伴发病毒性心肌炎，Ohara 等从血清学角度证实副流感病毒 -3 感染可导致 FT1D 及暴发性病毒性心肌炎。有学者观察到给 DBA/2 鼠腹腔注射脑心肌炎病毒（EMC）糖尿病株后，出现类似 FT1D 的反应。更为直接的证据是在 FT1D 患者胰岛内分离出肠道病毒的壳蛋白（VP-1）或利用原位杂交技术检测到了肠道病毒的表达。基于以上证据，病毒感染参与 FT1D 发病并触发抗病毒的免疫反应。

27. 固有免疫参与 FT1D 的发生

哺乳动物需要一定的微生物诱导有效的免疫耐受而减少自身免疫性疾病的发生（如 T1DM），这就是所谓的"卫生学假说"。如上所述，病毒感染可能和 FT1D 发生有关。研究发现，无论从体液免疫还是细胞免疫角度，自身免疫是 FT1D 的重要特征。因此，FT1D 发病率较高不能用"卫生学假说"来解释，可能存在更为复杂的机制。由此可见，构成机体第一道防线，抵抗病原微生物的入侵，可诱导获得性免疫发挥生物学效应的固有免疫反应参与了 FT1D 的发病。

免疫系统包括固有免疫系统和获得性免疫系统，它们的作用旨在识别及清除致病性的微生物。固有免疫系统是体内抵御外来微生物侵袭的第一道防线，包括树突状细胞、肥大细胞、嗜中性粒细胞及自然杀伤（NK）细胞等。与获得性免疫系统不同，固有免疫系统能通过一定数量的模式识别受体（pattern recognition receptors，PRRs）来感知外来的病原体，模式识别受体能与病原体上的脂多糖、脂蛋白、蛋白、核酸及病原体相关分子模式（pathogen-associated molecular patterns，PAMPs）的保守分子结构相结合，并通过下游的信号转导通路、介导机体促炎性反应及抗病原微生物反应。目前已发现 5 种主要的模式识别受体包括 Toll 样受体（TLRs），C 型凝集素受体（CLRs），胞质蛋白 [例如维 A 酸诱导基因 -I（RIG-I）样受体]，核苷酸结合寡聚化结构域（NOD）样受体（RLRs），黑色素瘤 -2 缺失样受体（ALRs）。

大多数模式识别受体是 TLRs。人类已知的 TLRs 家族有 11 个成员，鼠类有 13 个成员，每种 TLR 分别有相应的配体。TLR1、TLR2、TLR5 和 TLR6 表达在细胞膜上，TLR3、TLR7、TLR8 和 TLR9 表达在细胞内体上，而 TLR4 可同时表达在细胞膜和细胞内。由于表达部位不同，TLR 识别的配体类型也不同。TLR1、TLR2、TLR4、TLR5 和 TLR6 主要识别微生物的脂多糖或脂蛋白成分；TLR3 识别病毒的双链 DNA（dsDNA），TLR7、TLR8 识别病毒的单链 RNA（ssRNA），TLR9 识别富含

CG（CpG）的 DNA 序列。研究发现 FT1D 患者的胰岛单个核细胞上 TLR3 及 TLR4 表达较正常对照及缓慢进展的胰岛素依赖型糖尿病（SPIDDM）增加，分别为 11.7% 及 4.3%。在解剖的 3 例 FT1D 胰岛中，TLR3、TLR7、TLR9 均被检测到有表达，其中 TLR3 在（84.7±7.0）% 的 T 细胞中及（62.7±32.3）% 的巨噬细胞中有表达。周智广课题组利用表达谱芯片筛选 FT1D 患者外周血单个核细胞中天然免疫相关差异表达的基因，发现 TLR9 的 mRNA 水平显著降低，差异倍数为 1.51 倍，实时定量 PCR 验证结果与芯片结果一致，且差异倍数相近，并推断这可能与 FT1D 患者 NK 细胞活性下降有关。进一步的研究从表观遗传学角度认为环境因素（如病毒感染）可通过 TLR9/IRF7 通路影响 Foxp3 启动子甲基化致使调节性 T 细胞（regulatory T cells，Tregs）功能异常，从而导致 FT1D 的发生。

NLRs 包括 NOD1 和 NOD2，它们主要识别细菌肽聚糖 RNA 病毒。有学者发现 FT1D 患者胰岛上 NOD1 和 NOD2 的表达水平与缓慢进展型 T1DM、T2DM 及正常对照无显著差异，提示在 FT1D 中 NLRs 在识别肠道病毒的作用甚微。

RLRs 在机体器官大多数细胞上表达，包括 RIG-I、黑色素瘤分化相关抗原 5（MDA-5，又称之为 IFIH1）及 LGP2。动物模型研究证实，在基因缺陷小鼠中，RLR 在抗病毒中起重要作用。研究证实，在 FT1D 患者胰岛中 RLRs 高度表达，MDA5、RIG-I 及 LGP-2 在 FT1D 患者胰岛的 α 细胞及 β 细胞中均高度表达，提示在 FT1D 患者胰岛中 RLRs 在识别与清除肠道病毒感染中起重要作用。有研究指出，胰岛中 MDA5、RIG-I 和 LGP2 表达的增加与柯萨奇病毒 B5 的感染有关。另外，MDA5 的多态性与 MDA5 蛋白表达的下调及 T1DM 发生减少相关。

固有免疫系统在早期发挥抗微生物作用时，还为后续的适应性应答争取了时间。天然免疫受体通过识别微生物中的保守序列，活化抗原呈递细胞并通过释放干扰素诱导蛋白 -10（IP-10）和单核细胞趋化因子（MCP-1）募集淋巴细胞和单核细胞至局部组织中，介导机体清除外来病原微生物，从而将固有免疫系统和获得性免疫系统连在一起。因此，固有免疫系统和获得性免疫系统共同作用，导致了胰岛 β 细胞的损伤。

28. 病毒感染促发的固有免疫反应机制破坏胰岛 β 细胞

病毒感染在 FT1D 中究竟扮演何种角色及其机制目前尚不清楚，推测病毒可以通过以下 3 个途径破坏胰岛 β 细胞：①病毒直接感染易感个体的 β 细胞，并在细胞内自我复制导致细胞破坏。以往的研究已证实，柯萨奇 B 病毒（尤其是 B4 类），能在已经存在胰岛炎的动物模型中破坏胰岛诱发 T1DM，这表明病毒感染能增强胰岛破坏的效应而非启动自身免疫过程。②病毒激活固有免疫系统，通过巨噬细胞作用清除病毒和受感染的 β 细胞，其中细胞因子起重要作用（如 IL-1β 和 TNF-α）；已经证实，将人或动物胰岛或胰岛瘤细胞株与 IL-1β 和 TNF-α 共培养（伴或不伴有 IFN-γ），可使胰岛素分泌减少并导致 β 细胞的凋亡。③获得性免疫系统被激活，通过 T 细胞清除病毒和受感染的 β 细胞。

Tanaka 等研究，从病毒感染及固有免疫角度出发系统阐述了 FT1D 患者胰岛 β 细胞破坏的机制。研究认为，在肠道病毒感染后，胰岛 β 细胞利用 MDA-5、RIG-I、LGP-2，而胰岛浸润的树突状细胞利用 TLR3 及 TLR4 感知侵入机体的病毒，经过一系列信号转导，IFNs-α/β 分泌增加，继而导致 MHC-I、MHC-II 类分子的过表达或异常表达，激活树突状细胞 / 巨噬细胞。同时，IFNs-α/β 可促胰岛 β 细胞趋化因子配体 10（CXCL-10）的表达，CXCL-10 趋化招募表达 CXCR-3 的 T 细胞，导致 IFN-γ 的分泌增加。与此同时，胰岛 β 细胞也分泌 IFN-γ，IFN-γ 反过来可促进 CXCL-10 及 IL-18 的分泌，IL-18 也能促进 IFN-γ 及 CXCL-10 的分泌。胰岛 β 细胞中这一正反馈循环进一步放大了获得性免疫效应，被激活的树突状细胞 / 巨噬细胞不仅能激活携带 CXCR-3 的 T 细胞，同时可通过旁路激活自身反应性 T 细胞（被激活 CD8$^+$ T 细胞通过其表面的 MHC- I 分子识别表达病毒肽段的被感染的胰岛 β 细胞，继而释放细胞毒性颗粒杀伤胰岛 β 细胞或联合巨噬细胞杀伤周围邻近细胞从而形成胰岛炎），介导外源性及内源性胰岛 β 细胞凋亡。

凋亡是 T1DM 胰岛 β 细胞死亡的主要方式，可分为外源性和内源性。在 FT1D 患者中，胰岛 β 细胞表面 Fas 表达增加，与浸润胰岛的表达 FasL 的单个核细胞相互作用介导胰岛 β 细胞外源性凋亡。而内源性凋亡被认为是内质网应激及炎症因子介导胰岛 β 细胞凋亡的主要方式。研究发现在 FT1D 患者胰岛 β 细胞中，外源性凋亡的标志物（裂解的 caspase 8）、内源性凋亡的标志物（裂解的 caspase 9）及凋亡最终阶段的标志物（caspase 3）表达显著增加。有学者认为，可通过 IFN-γ- 依赖性 JAK/STAT 通路介导胰岛 β 细胞凋亡。

参考文献

1. Ohara N，Kaneko M，Kuwano H，et al. Fulminant type 1 diabetes mellitus and fulminant viral myocarditis. A case report and literature review.Int Heart J, 2015, 56 (2)：239-244.

2. Aida K，Nishida Y，Tanaka S，et al.RIG-I- and MDA5-initiated innate immunity linked with adaptive immunity accelerates beta-cell death in fulminant type 1 diabetes. Diabetes, 2011, 60 (3)：884-889.

3. Shibasaki S，Imagawa A，Tauriainen S，et al.Expression of toll-like receptors in the pancreas of recent-onset fulminant type 1 diabetes.Endocr J, 2010, 57 (3)：211-219.

4. Wang Z，Zheng C，Tan YY，et al.Gene expression changes in patients with fulminant type 1 diabetes. Chin Med J (Engl), 2011, 124 (22)：3613-3617.

5. Wang Z，Zheng Y，Hou C，et al. DNA methylation impairs TLR9 induced Foxp3 expression by attenuating IRF-7 binding activity in fulminant type 1 diabetes.J

Autoimmun，2013，41：50-59.

6. Tanaka S，Aida K，Nishida Y，et al. Pathophysiological mechanisms involving aggressive islet cell destruction in fulminant type 1 diabetes. Endocr J，2013，60（7）：837-845.

（超　晨　整理）

暴发性 1 型糖尿病的体液免疫

虽然 T1DM 是细胞免疫介导的自身免疫性疾病，但体液免疫指标——胰岛自身抗体，广泛用于评估 T1DM 的自身免疫特征，包括胰岛相关自身抗体和非胰岛相关自身抗体。

29. 越来越多证据表明 FT1D 存在胰岛相关自身抗体

胰岛自身抗体是目前自身免疫糖尿病诊断的金标准，而最初日本报道的 11 例 FT1D 患者胰岛自身抗体均为阴性，其中 3 例进行胰腺活检，病理无胰岛炎证据，故称之为特发性 T1DM。在日本的一项全国性调查发现仅 4.8% 的 FT1D 检测 GADA 阳性且滴度较低，所有患者 ICA 与 IA-2A 均阴性。后续不同的 FT1D 个案报道，提示 GADA 抗体呈现不同的动态表现形式。2003 年 Iwaoka 报道了 GADA 短暂阳性的 FT1D 1 例。1 例 48 岁患者以高血糖和肾功能不全入院诊断为 FT1D，检测 ICA、IA-2A

和胰岛素自身抗体均为阴性，而 GADA 阳性，为 13U/ml，不过在半年和两年半后转为阴性。同年日本 Nakagawa 等则报道了 2 例 FT1D 病例，第 1 例是一位 48 岁的男性 FT1D 患者，起病初期检测 GADA、IA-2A、ICA 及 IAA 均为阴性，起病 1 年后及随访第 2 年 GADA 抗体滴度均明显增高，明确提示该患者有自身免疫参与。第 2 例是一位 33 岁的男性 FT1D 患者，起病初期检测 GADA、IA-2A 均为阴性，但检测到 GAD 反应性 CD4$^+$ T 细胞，提示 T 细胞介导的自身免疫参与发病。笔者建议，应该周期性检测胰岛相关自身抗体以及评估胰岛相关抗原的细胞免疫用于合理的 T1DM 免疫分型诊断。有学者认为，FT1D 患者 GADA 阳性，但抗体滴度低，持续时间短，检测阴性的原因可能与其损害过程短暂、来不及暴露胰岛细胞自身抗原产生抗体有关。另有学者认为，某些 FT1D 病例检测到低滴度或呈一过性阳性的 GADA，表明这些抗体的产生是 β 细胞破坏的一种结果而不是原因，如同在亚急性甲状腺炎中的抗体改变。

随着研究病例的不断扩大，随后相继有报道免疫反应可能参与了部分 FT1D 的发生。日本 Tsutsumi 等报道了一项大样本量 FT1D 研究，显示 414 例 FT1D 有 50 例（12.1%）GADA 阳性。周智广课题组发现有 40%（8/20）的 FT1D 患者胰岛自身抗体阳性，其中 7 例 GADA 阳性，4 例 ZnT8A 阳性，3 例 GADA 与 ZnT8 均阳性。3 例起病初期 GADA 阳性者，于 2 年及 3 年后复查抗体转阴各 1 例，另 1 例 3 年后复查抗体滴度增高（0.34 ～

1.46），并且 6 例 FT1D 中有 3 例呈 GAD 反应性 Th1 细胞阳性。随后周智广课题组从全国 24 家医院收集了 53 例 FT1D 患者，进行了临床和免疫学特征评估，发现约 34.0%（18/53）的患者表现出低滴度的胰岛自身抗体，其中包括 GADA 阳性 12 例，IA-2A 阳性 2 例，ZnT8A 阳性 4 例，其中有 3 例患者同时有 GADA 和 ZnT8A 阳性，上述结果表明胰岛自身免疫可能参与及促进 FT1D 的发生。来自美国首次报道的 1 例西班牙青年女性 FT1D 病例检测 GADA 抗体阳性，也支持了自身免疫可能参与了 FT1D 的发病。

30. FT1D 还存在多种非胰岛相关自身抗体

多种非胰岛相关自身抗体在不同 FT1D 研究中都有提到，但是否能作为 FT1D 的诊断标志物或自身免疫标志有待进一步验证。2009 年 Endo 等报道 100%（15/15）的自身免疫性胰腺炎患者（AIP）抗淀粉酶 α-2A 抗体阳性，88%（15/17）的 FT1D 抗淀粉酶 α-2A 抗体阳性，显著高于急性起病 T1DM（21%，9/42）和 T2DM 患者的阳性率（5.9%，4/67），FT1D 和 AIP 患者中淀粉酶抗体的阳性率均超过 80%，提示抗淀粉酶 α-2A 抗体可能是 AIP 和 FT1D 新的诊断标志物。

从临床上和免疫学上看，AIP 和 FT1D 是密切相关的。自身免疫性胰腺炎是最近报道的一种慢性胰腺炎的独立亚型，主要特征包括：①胰腺肿胀及主要胰管的不规则变窄，两者均与大量淋巴细胞及浆细胞性炎症浸润胰腺外分泌有关；②血清 IgG 和 IgG4 增高；③自身抗体阳性，如乳铁蛋白自身抗体及碳酸酐酶 Ⅱ自身抗体；④糖尿病及相关并发症发病率高。

有研究报道，自身免疫性胰腺炎的胰岛和胰腺外分泌组织有 CD4$^+$ 或 CD8$^+$ T 细胞浸润，刚好类似于 FT1D，尽管这个主要的炎症损害是在外分泌组织而不是在胰岛。关于 *HLA* 基因型，Kawa 等人报道 DRB1*0405-DQB1*0401 单体型与日本人群自身免疫性胰腺炎密切相关，这个单体型同样也与 FT1D 强相关。组织学结果与遗传背景的相似性以及葡萄糖耐量异常及淀粉酶抗体的高发生率，表明在 FT1D 和自身免疫性胰腺炎中，针对淀粉酶的自身免疫机制对胰岛和胰腺外分泌组织有共同的破坏效应。在自身免疫性胰腺炎患者中，波尼松的治疗提高胰岛素分泌和血糖控制，并能诱导淀粉酶自身抗体的滴度快速下降直至正常。因此，针对淀粉酶自身免疫的免疫调节治疗可能潜在地有助于改善 FT1D 的内分泌功能。

此外，有报道 1 例 31 岁的韩国孕妇初始表现为胰岛素自身免疫综合征，入院第 5 天发展为糖尿病酮症酸中毒，HbA1c 7.8%，诊断为 FT1D，该患者表现为低血糖症，其胰岛素抗体和抗心磷脂抗体阳性。在 FT1D 患者中血清甲状腺自身抗体有时可短暂性被检测到。与经典 T1DM 相比，甲状腺自身抗体或甲状腺疾病以及其他自身免疫性疾病（如桥本甲状腺炎或 Graves 病）很少出现在 FT1D 中。

除了抗体检测外，有研究通过激光捕获显微切割技术和质谱分析识别出 FT1D 患者胰岛上的特征性蛋白，包括通过大量免疫细胞迁移参与进行性 β 细胞破坏的蛋白和涉及血管生成及胰岛血管出血，细胞修复，抗炎症过程的蛋白，预计将来数个 T1DM 干预的靶向蛋白也会被识别，其对 FT1D 的治疗与干预具有重要意义。

31. 胰岛自身抗体阴性不等于缺乏自身免疫证据

T1DM 是遗传易感性个体通过自身免疫反应引起胰岛 β 细胞破坏的自身免疫性疾病。据 1999 年世界卫生组织和 2010 年美国糖尿病协会对糖尿病的分型诊断方案，将 T1DM 分为免疫介导（经典 T1DM）和特发性 T1DM 两类。

经典 T1DM 患者体内常存在多种自身抗体，现已明确地包括 ICA、GADA、IA-2A、IAA、ZnT8A 等。这些自身抗体可以在 T1DM 发病前数年出现，是 T1DM 自身免疫反应的重要预测和诊断标志，对 T1DM 的分型、预后评估及指导治疗方面有重要价值。

特发性 T1DM 定义为病因不明，FT1D 因其自身抗体阴性，最初被归为特发性 T1DM，缺乏自身免疫证据，倾向发生酮症酸中毒。其临床表现极具异质性，按是否暴发起病可分为暴发性和非暴发性 2 个亚型。目前并无统一的特发性 T1DM 诊断标准。临床上区分是免疫介导性还是特发性 T1DM 最常用的方法是进行常见胰岛自身抗体的检测。

周智广课题组前期对 84 例特发性 T1DM 患者的临床特征研究后提出特发性 T1DM 的诊断要点：①新发糖尿病 6 个月内自发酮症或酮症酸中毒；②胰岛自身抗体（GADA、IA-2A、IAA）阴性；③排除已知病因的糖尿病。满足以上条件即可诊断为特发性 T1DM。

现有胰岛自身抗体检测的阴性并不完全等同于缺乏自身免疫证据的参与而认为是特发性 T1DM。自身抗体可在糖尿病前期数月至数年就出现，且随着病程的延长，其滴度将逐渐下降或呈波动现象；国外研究提示，存在胰岛自身抗体在发生糖尿病数年后才被检出的情况。部分胰岛自身抗体阴性的特发性 T1DM 可能是错过或尚未达到最佳自身抗体检测时机的经典 T1DM。且目前诊断特发性 T1DM 多仅限于常见胰岛自身抗体的检测，缺乏少见胰岛自身抗体（如 CPH、SOX13、CD38 抗体等）的检测，部分仅存在少见胰岛自身抗体的 T1DM 患者，仅检测常见的胰岛自身抗体易于误判为特发性 T1DM。

此外，随着检测技术的不断发展，还出现了一些新的检测方向，如新型胰岛自身抗体的检测、自身反应性 T 细胞的检测、胰岛炎的影像学检测等。尽管特发性 T1DM（包括部分 FT1D）缺乏自身免疫证据，但随着检测水平的提高和研究的深入，越来越多的证据提示部分目前所诊断的特发性 T1DM（如 FT1D）可能存在与经典 T1DM 共同的发病机制，即存在胰岛 β 细胞自身免疫破坏机制。

因此，深入探讨特发性 T1DM 的免疫学病因具有重要的价值和意义，发现新的抗体并联合细胞免疫检测以及胰岛炎检测，可望提高诊断自身免疫性 T1DM 的敏感性和特异性。

32. FT1D 可以是自身免疫多发性内分泌腺病综合征的组成部分

自身免疫性多发性内分泌腺病综合征（APS）是指由自身免疫引起、同时或先后发生 2 种或 2 种以上的内分泌腺病，合并或不合并其他自身免疫病。APS 患者不仅发生针对多个内分泌腺的自身免疫反应，还可能存在针对其他组织的自身免疫攻击。

根据遗传特征、发病机制和临床表现等可以将 APS 分为 2 型。APS Ⅰ型是由 *AIRE* 基因突变引起的单基因遗传病，而 APS Ⅱ型是一种与 *HLA* 基因有关的多基因遗传病。自身抗体的检测对诊断 APS Ⅱ型非常重要，大多数组成成分疾病的患者都可以检测到相应的自身抗体。除了用于诊断，自身抗体的检测对预测疾病风险也很有帮助。约 1/3 的 T1DM 患者其自身免疫攻击并不局限于 β 细胞，可发展成为 APS。T1DM 患者在出现临床症状之前就可能检测出 GADA、IAA、IA2A 或 ZnT8A，提示自身免疫出现及胰岛 β 细胞受损。

除此之外，T1DM 伴发其他自身免疫疾病风险显著增加，如 15% ～ 30% 合并自身免疫性甲状腺疾病，5% ～ 10% 合并自身

免疫性胃炎 / 恶性贫血，4% ～ 9% 伴有乳糜泻，0.5% 并发肾上腺皮质功能减退，2% ～ 10% 有白癜风。

T1DM 通常归属于 APS Ⅱ型的一种疾病组分。APS Ⅱ型指 T1DM、Addison 病和自身免疫性甲状腺疾病（AITD）三者中至少出现两者以上。本定义所指的 T1DM 指的是胰岛自身抗体检测阳性的经典 T1DM，而特发性 T1DM（包括部分 FT1D）并未列入其内。但从长远来看，随着自身免疫检测及研究水平不断提高，如 FT1D 发病机制的自身免疫参与得到证实与国际认可，FT1D 免疫病因分类有可能被重新归入自身免疫性这一类。从一种内分泌腺自身免疫性疾病发展为 APS 可能需要数年至数十年的时间，在这段时期应当注意监测和筛查，采取相应的干预措施以阻止疾病的进展。在临床实践中，基因检测可以预测 APS 患者亲属的疾病风险，而检测自身抗体有助于诊断 APS。如果发现自身抗体阳性，应进行相关的功能检查及早期治疗。

参考文献

1. Imagawa A，Hanafusa T，Uchigata Y，et al.Fulminant type 1 diabetes：a nationwide survey in Japan. Diabetes Care，2003，26（8）：2345-2352.

2. Iwaoka T.A case of fulminant type 1 diabetes with transiently positive anti-GAD antibodies. Endocr J，2003，50（2）：225-231.

3. Nakagawa Y，Shimada A，Oikawa Y，et al. Two cases of "fulminant" type 1 diabetes suggesting involvement of autoimmunity. Ann N Y Acad Sci，2003，1005：

359-361.

4. Imagawa A，Hanafusa T.Pathogenesis of fulminant type 1 diabetes. Rev Diabet Stud，2006，3（4）：169-177.

5. Tsutsumi C，Imagawa A，Ikegami H，et al. Class Ⅱ HLA genotype in fulminant type 1 diabetes：A nationwide survey with reference to glutamic acid decarboxylase antibodies. J Diabetes Investig，2012，3（1）：62-69.

6. Zheng C，Lin J，Huang G，et al.Immunological features of fulminant type 1 diabetes. Zhonghua Yi Xue Za Zhi，2009，89（36）：2544-2547.

7. Zheng C，Zhou Z，Yang L，et al.Fulminant type 1 diabetes mellitus exhibits distinct clinical and autoimmunity features from classical type 1 diabetes mellitus in Chinese. Diabetes Metab Res Rev，2011，27（1）：70-78.

8. Luo S，Zhang Z，Li X，et al. Fulminant type 1 diabetes：a collaborative clinical cases investigation in China. Acta Diabetol，2013，50（1）：53-59.

9. McCauley RA，Wang X.Fulminant type 1 diabetes mellitus-like presentation in a Hispanic woman in the United States. Diabetes Metab，2011，37（4）：356-358.

10. Endo T，Takizawa S，Tanaka S，et al. Amylase alpha-2A autoantibodies：novel marker of autoimmune pancreatitis and fulminant type 1 diabetes.Diabetes，2009，58（3）：732-737.

11. Tanaka S，Aida K，Nishida Y，et al. Pathophysiological mechanisms involving aggressive islet cell destruction in fulminant type 1 diabetes. Endocr J，2013，60（7）：837-845.

12. Kim HS，Lee TY，Kim EY，et al.Fulminant Type 1 diabetes in a pregnant

woman as an initial manifestation of the insulin autoimmune syndrome. Diabet Med，2012，29（10）：1335-1338.

13. Imagawa A，Hanafusa T，Makino H，et al. High titres of IgA antibodies to enterovirus in fulminant type-1 diabetes. Diabetologia，2005，48（2）：290-293.

14. Nishida Y，Aida K，Kihara M，et al. Antibody-validated proteins in inflamed islets of fulminant type 1 diabetes profiled by laser-capture microdissection followed by mass spectrometry. PLoS One，2014，9（10）：e107664.

15. 蔡赟，杨涛，陈家伟 .1 型糖尿病与自身免疫性多内分泌腺综合征 . 中华内分泌代谢杂，2012，28（8）：688-690.

（罗说明　整理）

暴发性 1 型糖尿病的细胞免疫

胰岛自身抗体的出现是预测 T1DM 风险的重要指标。研究已证实，抗体的出现并非胰岛 β 细胞破坏的必要因素。早在自身抗体产生之前，自身反应性 T 细胞对胰岛 β 细胞发起免疫攻击，导致细胞内部自身抗原暴露、对外释放后产生自身抗体。

CD4$^+$ T 细胞在不同关键转录因子的调控下，具有分泌不同细胞因子的能力，进而分化为不同的 Th 细胞亚群，各自调节不同的免疫反应。

33.FT1D 存在多种类型胰岛抗原反应性 T 细胞

胰岛抗原自身反应性 T 细胞是破坏胰岛 β 细胞的效应细胞。自身抗体的出现，是机体体液免疫对胰岛 β 细胞免疫破坏后的应答。胰岛自身抗体检测阴性并不能排除患者体内存在自身免疫紊乱，细胞免疫异常弥补了体液免疫的局限。相较于自身抗体的滴度波动，监测自身反应性 T 细胞功能和数量的变化，能更准确地反映 T1DM 的免疫事件。

固相酶联免疫斑点技术（ELISPOT）一种敏感度较高的 T 细胞检测方法。这是在单细胞水平定性、定量检测微量抗原特异性细胞及其分泌的细胞因子的技术，操作相对简易快捷，敏感性、特异性、可靠度相对较高，在阐明 T1DM 的发病机制以及对该疾病的预测、免疫治疗监测等方面都起着重要的作用。

Shimada 等报道，在 1 例 GADA 和 IA-2A 阴性的 FT1D 患者外周血检测到分泌 IFN-γ 的 GAD 反应性 CD4+ T 细胞；另一项研究中，使用 ELISPOT 技术对 3 种胰岛自身抗体（GADA、IA-2A、ICA）阴性的 FT1D 患者外周血进行检测，发现 9/13 例（69.2%）患者外周血单个核细胞中存在 GAD 反应性 Th1 细胞，3/12 例（25%）患者存在胰岛素 B9-23 反应性 Th1 细胞。

周智广课题组发现，在中国 FT1D 患者中，部分患者存在胰岛自身抗体阳性和 GAD65 反应性 Th1 细胞、胰岛素 B9-23 反应性 T 细胞和 C 肽反应性 T 细胞，体液免疫检测阳性的患者可出现细胞免疫阴性，反之亦然；提示 T 细胞介导的自身免疫在 FT1D 中发挥一定作用。

34. Th1 类免疫反应过度激活可能促发 FT1D

Th1 型细胞分泌的细胞因子主要包括 IL-1、IL-2、IFN-γ 和肿瘤坏死因子 -β（TNF-β），称为 Th1 型细胞因子。Th1 型细胞因子主要介导细胞免疫和局部炎症有关的免疫应答，在 T1DM 的发病过程中，由于体内免疫调节机制失衡，内源性 Th1 型细胞因子占主导地位，可直接产生细胞毒性，或选择性上调黏附分子的表达，促进自身反应性 T 细胞在胰岛的浸润，参与胰岛炎的形成与维持，导致胰岛 β 细胞的破坏。

周智广课题组研究发现，与健康对照相比，FT1D 患者外周血单个核细胞的 IFN-γ mRNA 水平增加，提示增强的 Th1 类免疫反应可能参与了 FT1D 的发生。

IFN-α 具有抗病毒、抗增殖和免疫调节作用，可用于多种肿瘤和病毒性疾病，包括慢性丙型病毒性肝炎的治疗。IFN-α 能够通过诱导抗原呈递细胞的共刺激分子，激活 Th1 型细胞反应，从而发挥抗病毒、抗肿瘤作用。

值得注意的是，在具有遗传易感性背景的个体中，IFN-α 的治疗可能引起严重的不良反应，即 Th1 型反应过度激活而促发 FT1D。因此，在使用 IFN-α 治疗的患者中，需密切关注不良事件的发生。

35. Th2 类免疫反应在 FT1D 的作用仍有待探究

Th2 细胞分泌的细胞因子，包括 IL-4、IL-5 和 IL-10 等。Th1 细胞分泌的 IFN-γ 能够抑制 Th2 细胞活化，反之，Th2 细胞则能够分泌 IL-10 来抑制 Th1 细胞功能。此外，Th2 细胞能辅助 B 淋巴细胞增殖并产生抗体参与体液免疫。机体 Th1/Th2 细胞稳态的失衡，促使 T1DM 的发生。

然而，目前关于 FT1D 患者 Th2 类免疫反应的研究较少。周智广课题组研究发现，与健康对照相比，FT1D 患者单个核细胞中 IL-4 mRNA 表达无显著性改变，关于 Th2 类免疫反应是否参与了 FT1D 的发生需进一步扩大样本量进行探讨。

36.Th17 类免疫反应在 FT1D 的作用尚不明确

Th17 细胞能够表达促炎细胞因子 IL-17、IL-21 和 L-22。其中，IL-17 能够诱导其他炎性细胞因子和趋化因子，如 IL-6、IL-8、粒细胞 - 巨噬细胞集落刺激因子（GM-CSF）、单核细胞趋化蛋白（MCP）-1 的合成，Th17 细胞因此得名。

Th17 细胞受到多种细胞因子和转录因子的调控：转化生子因子（TGF）-β、IL-6、IL-21、IL-23 在 Th17 细胞启动和分化中起到关键作用，转录因子 RORC-γ 能够引导 Th17 细胞分化。

在 T1DM 中，存在 Tregs 数量和（或）功能缺陷，导致对 Th17 细胞的抑制作用减弱，导致后者在 T1DM 中扩增增加。同时，T1DM 中，部分单核细胞可自发分泌 IL-6 和 IL-1β，二者协同导致 Th17 细胞异常扩增。Th17 细胞可通过转化为 Th1 表型、促进细胞毒性 T 细胞反应，破坏效应性 T 细胞和 Tregs 平衡，而发挥致糖尿病作用。

周智广课题组发现，与健康对照相比，FT1D 患者单个核细胞的 IL-17、RORC-γ mRNA 水平无显著性改变，但因纳入的患者数量较少，Th17 在 FT1D 中是否发挥作用、发挥何种作用，仍有待于进一步探讨。

37. 调节性 T 细胞异常参与 FT1D 的发生

调节性 T 细胞（Tregs）是一组抑制机体产生过度免疫反应的 T 细胞亚群。天然 Tregs 来源于胸腺，约占外周血 $CD4^+$ T 细胞的 5% ～ 10%。近年来研究发现，自身免疫疾病的发生与 Tregs 功能异常，不能有效抑制自身免疫反应有关。

在 T1DM 中，临床研究和动物实验均发现患者和动物模型外周血、胰腺周围淋巴结及胰岛中的 Tregs 频率下降，且抑制效应性 T 细胞增殖的能力减弱。由此可见，Tregs 质和量的下降可能参与了 T1DM 的发生。

Foxp3 表达于 Tregs 胞内，是 Tregs 中较特异的分子，并调控其分化、成熟及功能。Foxp3 表达降低会造成 Tregs 的抑制功能减弱，甚至有可能使之转化为效应性 T 细胞，促使自身免疫性疾病的发生和发展。主要表现为 Tregs 频率的减少及相关功能分子表达的下降。

日本学者的研究提示，FT1D 中在外周血和胰岛局部均可能存在 Tregs 免疫缺陷。

另有研究发现，$CD28^{-/-}$ NOD 鼠由于不能产生足够数量的 Tregs，在注射病毒 dsRNA 后 1 周内发生糖尿病，其表现类似于人 FT1D。

日本学者探讨，FT1D 患者外周血 Tregs 频率和功能，根据表型及功能不同分为 3 种亚群，即 CD45RA$^+$FoxP3^{low} 静止性 Tregs（r-Tregs）、CD45RA-FoxP3^{high} 活化的 Tregs（a-Tregs） 和 CD45RA$^-$FoxP3^{low} 非抑制性 T 细胞（non-Tregs）。

研究发现，与对照相比，经典 T1DM 患者 a-Tregs 频率升高，而 FT1D 患者无明显差异；经典 T1DM 胰岛功能尚可者 a-Tregs 占 CD4$^+$FoxP3^{high} 的比例升高，而经典 T1DM 胰岛功能衰竭者和 FT1D 患者则没有变化。增殖抑制实验表明，经典 T1DM 与 FT1D 患者 a-Tregs 功能受损。

周智广课题组研究发现，与正常对照组相比，FT1D 患者单个核细胞的 Foxp3 mRNA 和蛋白表达水平降低，Foxp3 启动子区域呈高甲基化状态；Foxp3 mRNA 水平与其启动子区域甲基化水平呈负相关。

进一步机制研究证实，IRF7 可上调单个核细胞中 Foxp3 mRNA 和蛋白水平的表达，IRF7 在 Foxp3 启动子的结合位点位于 Foxp3 转录起始位点上游处，促进 Foxp3 的转录活性。FT1D 患者单个核细胞中 TLR9 的 mRNA 水平表达降低，CpG ODN 可以通过激活 TLR9/IRF7 通路上调 Foxp3 的表达。

周智广课题组研究结果提示，遗传易感个体受到环境因素触发 Foxp3 启动子高甲基化，进而阻断 TLR9/IRF-7 结合到 Foxp3 启动子和影响 Treg 发育或功能，从而参与 FT1D 的发生。

参考文献

1. Imagawa A，Hanafusa T. Series：clinical study from Japan and its reflections；a nationwide survey of fulminant type 1 diabetes.Nihon Naika Gakkai Zasshi，2013，102 (7)：1829-1835.

2. Wang Z，Zheng Y，Tu Y，et al. Immunological Aspects of Fulminant Type 1 Diabetes in Chinese. J Immunol Res，2016，2016：1858202.

3. Tanaka S，Kobayashi T，Momotsu T. A novel subtype of type 1 diabetes mellitus. N Engl J Med，2000，342 (24)：1835-1837.

4. Kotani R，Nagata M，Imagawa A，et al. T lymphocyte response against pancreatic beta cell antigens in fulminant Type 1 diabetes.Diabetologia，2004，47 (7)：1285-1291.

5. Shimada A，Morimoto J，Kodama K，et al. T-cell-mediated autoimmunity may be involved in fulminant type 1 diabetes. Diabetes Care，2002，25 (3)：635-636.

6. Zheng C，Zhou Z，Yang L，et al. Fulminant type 1 diabetes mellitus exhibits distinct clinical and autoimmunity features from classical type 1 diabetes mellitus in Chinese. Diabetes Metab Res Rev，2011，27 (1)：70-78.

7. Bosi E，Minelli R，Bazzigaluppi E，et al. Fulminant autoimmune Type 1 diabetes during interferon-alpha therapy：a case of Th1-mediated disease? Diabet Med，2001，18 (4)：329-332.

8. Ivanov II，Mckenzie BS，Zhou L，et al. The orphan nuclear receptor

RORgammat directs the differentiation program of proinflammatory IL-17+ T helper cells. Cell, 2006, 126 (6): 1121-1133.

9. Shao S, He F, Yang Y, et al. Th17 cells in type 1 diabetes. Cell Immunol, 2012, 280 (1): 16-21.

10. Sakaguchi S, Miyara M, Costantino CM, et al. FOXP3+ regulatory T cells in the human immune system. Nat Rev Immunol, 2010, 10 (7): 490-500.

11. Pop SM, Wong CP, Culton DA, et al. Single cell analysis shows decreasing FoxP3 and TGFbeta1 coexpressing CD4+CD25+ regulatory T cells during autoimmune diabetes. J Exp Med, 2005, 201 (8): 1333-1346.

12. Sakaguchi S, Ono M, Setoguchi R, et al. Foxp3+ CD25+ CD4+ natural regulatory T cells in dominant self-tolerance and autoimmune disease. Immunol Rev, 2006, 212: 8-27.

13. Fontenot JD, Gavin MA, Rudensky AY. Foxp3 programs the development and function of CD4+CD25+ regulatory T cells. Nat Immunol, 2003, 4 (4): 330-336.

14. Tada A, Shimada A, Yamada T, et al. A mimic of viral double-stranded RNA triggers fulminant type 1 diabetes-like syndrome in regulatory T cell-deficient autoimmune diabetic mouse. J Immunol, 2011, 187 (10): 4947-4953.

15. Haseda F, Imagawa A, Murase-Mishiba Y, et al. CD4$^+$ CD45RA$^-$ FoxP3high activated regulatory T cells are functionally impaired and related to residual insulin-secreting capacity in patients with type 1 diabetes. Clin Exp Immunol, 2013, 173 (2): 207-216.

16. Wang Z，Zheng Y，Hou C，et al. DNA methylation impairs TLR9 induced Foxp3 expression by attenuating IRF-7 binding activity in fulminant type 1 diabetes. J Autoimmun，2013，41：50-59.

（曹楚晴　邓　超　整理）

暴发性 1 型糖尿病的胰腺改变

与经典 T1DM 不同，FT1D 的胰腺表现为胰岛和外分泌组织均受累。临床生化检测可发现胰岛功能水平极低和胰酶升高。由于胰腺组织活检无法广泛应用，无创性的胰腺影像学检查有助于评估胰腺组织炎症。

38.FT1D 的胰腺组织表现为内分泌腺和外分泌腺均受累

Imagawa 对 3 例 FT1D 患者在诊断后 5 个月内进行了胰腺组织活检。发现胰岛 α 细胞和 β 细胞均明显减少，胰岛内 / 周围没有淋巴细胞的浸润，反而在胰腺的外分泌腺中发现了淋巴细胞的浸润，而且和胰酶的升高有良好的相关性。

Aida 等对 3 例 FT1D 患者在诊断后 2 ～ 5 天内进行了胰腺免疫组织化学分析：胰岛组织中有肠道病毒相关蛋白表达；介导天然免疫因子 MDA-5 在 α 细胞和 β 细胞中均表达增高；TLR3 和

TLR4 在浸润胰岛的单个核细胞中表达；IFN-α 和 IFN-β 在胰岛细胞中表达增高；MHC-Ⅰ类分子、IFN-γ、IL-18 及 CXCL-10 局限在受感染的胰岛细胞中表达；CD11c+MHC-Ⅱ类分子+ 的树突状细胞和巨噬细胞在胰岛中表达，并具有明显吞噬胰岛细胞碎片的能力。

通过进一步研究，Tanaka 等提出了一种可能的模式：病毒感染胰岛 β 细胞诱导其共表达 IFN-γ、IFN-γ 诱导蛋白 -10 和 IL-18，进而激活自身免疫 T 细胞和巨噬细胞，产生炎症因子破坏胰岛 β 细胞。上述过程呈级联反应逐渐增强，从而导致胰岛 β 细胞的迅速损毁。

39. 动态胰腺影像检查可帮助了解胰腺组织炎症情况

由于胰腺组织活检不能广泛开展的缺点，无创的影像技术对于评估胰腺炎症改变具有重要价值。Obata 等对 1 例 FT1D 患者利用 CT 和 MRI 动态观察了胰腺的影像学变化。患者以酮症酸中毒就诊，起病时 HbA1c 为 5.7%，血 C 肽水平为 0.05ng/ml，胰酶水平升高，结合其余临床表现，诊断为 FT1D。就诊时的腹部 CT 平扫影像提示胰腺尾部肿胀，伴周围积液。起病后 7 天查胰腺 MRI，提示胰腺尾部肿胀，MRI 弥散相上在胰腺尾部见一高密度区。起病后 15 天，患者胰酶仍较高水平，而 CT 扫描见胰腺尾部有一低密度区。对于经积极处理后，胰酶水平仍未恢复正常的患者，动态胰腺影像学检查可以帮助了解胰腺组织炎症情况。

参考文献

1. Kahara T, Takamura T, Sakurai M, et al. Pancreatic exocrine and endocrine events occur concomitantly but independently during the course of fulminant type 1 diabetes. Diabetes Res Clin Pract, 2006, 71 (3): 241-246.

2. Tanaka S, Nishida Y, Aida K, et al. Enterovirus infection, CXC chemokine ligand 10 (CXCL10), and CXCR3 circuit: a mechanism of accelerated beta-cell failure in fulminant type 1 diabetes. Diabetes, 2009, 58 (10): 2285-2291.

3. Aida K, Nishida Y, Tanaka S, et al. RIG-I- and MDA5-initiated innate immunity linked with adaptive immunity accelerates beta-cell death in fulminant type 1 diabetes. Diabetes, 2011, 60 (3): 884-889.

4. Atsushi O, Hideaki K, Shinji K, et al. Pancreatic Inflammation Captured by Imaging Technology at the Onset of Fulminant Type 1 Diabetes. Diabetes Care, 2015, 38 (9): e135-e136.

（王　臻　整理）

暴发性 1 型糖尿病的医学营养治疗

FT1D 医学营养治疗中的"总量控制"原则，既要调整能量摄入以控制体重在合理范围并改善不同疾病阶段的代谢状况，也要符合中国居民膳食推荐摄入量，以获得在成人、儿童青少年及妊娠期等不同情况下各种营养素合理摄入，预防营养不良。

40. 个体化计算 FT1D 患者每日总热卡摄入量

成年 FT1D 按照每人每千克理想体重 25 ～ 30kcal/d 计算推荐能量摄入，根据患者身高、体重、性别、年龄、活动量、应激状况调整为个体化能量标准。

儿童 FT1D 患者全日能量摄入的计算可采用下面公式：总热量（kcal）=1000 ＋ 年龄 ×（70 ～ 100）（括号中的系数 70 ～ 100 即大于 10 岁者按 70，7 ～ 10 岁按 80，3 ～ 6 岁按 90，1 ～ 3 岁按 100，分别计算）。

无论是成人还是儿童 FT1D 患者，当实际能量摄入与推荐能量摄入之间的数值存在较大差距时，均应采取逐步调整的方式使实际摄入量达到推荐摄入量；其中患者体重变化可作为其阶段性（3 个月）能量出入平衡判断的实用参考指标。

41. 灵活管理碳水化合物摄入量与种类

碳水化合物是影响血糖水平的主要营养素。由于 FT1D 的胰岛功能极差，更需要饮食固定。对于 FT1D 患者而言，应根据碳水化合物的种类和数量来初步确定胰岛素剂量。更为灵活的饮食管理模式为碳水化合物计数方式，即通过计算摄入食物中碳水化合物的量来相对准确地计算餐前胰岛素用量，这种方式要求患者具有较好的自我管理能力。

碳水化合物是人体获取能量的主要来源，是体内多个器官系统的主要能源物质；但碳水化合物摄入过多易影响血糖控制，并增加胰岛负担。因此，合理摄取碳水化合物成为影响糖尿病患者病程进展的重要内容。推荐每日碳水化合物供能比 45% ～ 60%；如碳水化合物的来源为低 GI 食物，其供能比可达 60%。低碳水化合物饮食有利于血糖控制，但对于血脂仅观察到改善高密度脂蛋白胆固醇（HDL-C）。FT1D 患者膳食纤维摄入可高于健康成年人推荐摄入量，推荐 25 ～ 30g/d 或 10 ～ 14g/1000kcal。蔗糖引起的血糖升幅并不比相同能量的淀粉引起的升幅更高，但摄入量太高时可能升高血糖及三酰甘油（TG）水平，不推荐常规摄入；不推荐在糖尿病饮食中常规添加大量果糖作为甜味剂，过量果糖不利于血脂代谢。不推荐糖尿病患者饮酒，如饮酒则需计入全日总能量，具体摄入量可参考：女性每天不超过 1 个酒精单位，男性每天不超过 2 个酒精单位，建议每周饮酒不超过 2 次。

42. 平衡蛋白质总量与类别

针对健康人群的研究指出，高蛋白膳食组（占总能量 20% ～ 30%）与常规蛋白质摄入量膳食组（< 20%）相比，两者对空腹血糖、HbA1c、总胆固醇及低密度脂蛋白胆固醇（LDL-C）水平的影响均无显著差异。因此，建议肾功能正常的 FT1D 患者遵循健康人群的蛋白质适宜摄入量，占总能量的 15% ～ 20%。糖尿病肾病患者的蛋白质提供比例宜相对偏低；妊娠妇女、儿童患者的膳食蛋白质摄入水平应适当提高，早、中、晚期妊娠妇女每天应比同龄非妊娠妇女分别增加 5 ～ 10g、15 ～ 20g 及 20 ～ 25g；不同年龄阶段的儿童及少年膳食蛋白质摄入应分别达到每天每千克理想体重 1.5 ～ 3.5g。高蛋白质膳食可能导致酮症，而高蛋白质 / 低碳水化合物的膳食结构对儿童和少年生长发育不利，应当注意避免。植物蛋白质的来源（尤其是大豆蛋白），相比动物蛋白更有助于降低血脂水平。高蛋白膳食在短期内（3个月内）有助于减轻体重，但不建议超重或肥胖人群长期应用。乳清蛋白有助于促进胰岛素分泌，改善糖代谢，并在短期内减轻体重。

43. 合理摄入膳食脂肪

膳食脂肪作为一种重要的营养物质不仅为机体提供能量与必需脂肪酸，促进脂溶性维生素的吸收，还能增进食物的美味，增加饱腹感。然而，由于其能量密度较高，过多摄入会对健康带来一系列的问题。

脂肪总摄入量对心血管事件发生率的影响并不明确；膳食总脂肪的摄入以每天占总能量的 20% ～ 30% 为宜。应增加植物脂肪占总脂肪摄入的比例，限制饱和脂肪酸与反式脂肪酸的摄入量，饱和脂肪酸的摄入量不应超过供能比的 10%。饱和脂肪酸升高 LDL-C 的作用非常明显；反式脂肪酸不但升高 LDL-C，而且降低 HDL-C 的作用，致心血管疾病的作用更强；应限制摄入含饱和脂肪酸为主的动物脂肪（如牛油、猪油等）以及含反式脂肪酸（如人造奶油、奶茶、糕点、饼干等）。

单不饱和脂肪酸有改善血脂异常和有助于改善糖耐量，橄榄油、茶籽油、菜籽油等植物油以及山核桃、大杏仁、蚕蛹、鸭油等脂肪中单不饱和脂肪酸含量较多（占总脂肪含量的 50% 以上）。单不饱和脂肪酸是较好的膳食脂肪来源，可取代部分饱和脂肪酸供能，宜大于总能量的 12%。多不饱和脂肪酸中的 ω-3 脂肪酸具有降低血胆固醇和降血压等作用；建议膳食中应注意增加 ω-3 脂肪酸的摄入，如多脂海鱼、坚果、绿叶蔬菜等食物以及橄榄油、茶籽油、沙棘油、紫苏油等；多不饱和脂肪酸不宜超过总能量的 10%。每天摄入 3.5g 的 ω-3 脂肪酸可显著降低 TG 水平；ω-3 多不饱和脂肪酸与 ω-6 多不饱和脂肪酸比例宜为 1：4 ～ 1：10。此外，每日胆固醇摄入量不宜超过 300mg。

参考文献

1. Principles of nutrition and dietary recommendations for patients with diabetes mellitus：1971. Diabetes，1971，20（9）：633-634.

2. American Diabetes Association.Nutrition recommendations and principles for people with diabetes mellitus. Diabetes Care，2000，23 Suppl 1：S43-S46.

3. American Diabetes Association.Standards of medical care for patients with diabetes mellitus. Diabetes Care，2002，25（1）：213-229.

4. 中国医师协会营养医师专业委员会，中华医学会糖尿病学分会 . 中国糖尿病医学营养治疗指南（2013）. 中华糖尿病杂志，2015，7（2）：73-88.

5. Tokunaga K，Furubayashi T.Dietary therapy for obesity. Nihon Rinsho，2013，71（2）：315-319.

6. 中华医学会糖尿病学分会 . 中国 1 型糖尿病诊治指南 . 北京：人民卫生出版社，2012.

（邓　超　全会标　整理）

暴发性1型糖尿病的医学运动治疗

与经典 T1DM 相似，运动治疗也是 FT1D 管理的重要部分。但由于 FT1D 的胰岛功能极差，FT1D 患者应结合饮食和药物治疗，进行更为精细的运动管理。

44. 警惕不适宜运动的临床情况

由于胰岛功能极差，FT1D 患者的血糖波动幅度和严重低血糖事件发生频率高，糖尿病微血管并发症发生风险增加。应注意运动治疗的禁忌证：频发低血糖或存在严重的糖尿病肾病、严重的糖尿病视网膜病变及严重的糖尿病神经病变及有心血管疾病风险未控制、合并各种急性感染、酮症或酮症酸中毒未纠正、空腹或餐前血糖＞13.9mmol/L。

45. 运动前后做好全面评估及应对

运动前，患者应接受医师专业评估，在糖尿病专科医师、康复科医师、运动治疗室、眼科医师、心理医师等专业人员指导下，对患者的全身代谢状况、并发症及合并症进行综合评估，遵循安全性、科学性、有效性的原则，结合患者的健康程度和平时的运动习惯，制定个体化运动方案。

运动前及运动后注意监测血糖，必要时加测运动中血糖，据此调整胰岛素用量及评估是否及何时需要额外补充碳水化合物。注意选取安全的场地，避免损伤，并随身携带糖果等含碳水化合物的饮料及糖尿病救治卡，运动过程中注意补水。运动过程中如出现恶心等症状时，还需考虑酮症或酮症酸中毒的存在。

此外，白天运动者，其夜间低血糖发生率增加，应予警惕，应对策略包括：运动日减少睡前基础胰岛素用量 10% ～ 20%，睡前测量血糖＜ 7.0mmol/L 时，适量补充碳水化合物，此外，睡前服用少量低升糖指数的食物（如牛奶），也有助于防止夜间低血糖发生。

46. 根据运动量逐渐增加运动频率

建议患者每周至少进行 3 次有氧运动，逐渐增加频率，若患者运动量较小且健康状况允许，可每天运动一次。若每次运动量较足，可间隔 1 ～ 2 天进行下一次运动，但如果运动间隙超过 3 ～ 4 天，则运动所致胰岛素增敏作用及运动积累效果会减弱。

47. 低 – 中强度有氧运动最为适宜

建议患者的运动形式以有氧运动为主，以低 - 中强度的节律性运动为佳，可适当结合力量训练。运动形式多样，轻度有氧运动，如购物、散步、太极拳、医疗体操、木兰操等；中等强度有氧运动，如快走、慢跑、骑车、上楼等；高强度有氧运动，如羽毛球等球类运动、游泳、爬山等。糖尿病患者的运动强度可根据心率来计算，通常保持最大心率的 60% ～ 70%，即保持心率（次/ 分钟）=（220- 年龄）×（60% ～ 70%），状况稍差的患者可从40% ～ 50% 开始。持续中等强度运动能够辅助降糖，而短暂高强运动则能够升高血糖。因此，在持续有氧运动前或后进行短暂高强度运动（如快跑 10 秒）有助于减少运动中或运动后低血糖发生。

48. 根据运动强度调整运动时间

建议在餐后 1.5 小时后开始运动（注射胰岛素后 1 ～ 1.5小时是胰岛素作用高峰，应避免剧烈运动导致低血糖），每次20 ～ 60 分钟，不包括运动前 5 ～ 10 分钟的热身准备工作及运动后 5 ～ 10 分钟的放松和整理工作。

运动时长应根据个体以往的运动习惯及健康状况，从少到多：初始时持续时间可稍短，从 5 ～ 10 分钟开始，后根据患者对运动的适应程度，逐渐延长，达到中等运动量的时间约持续

30 分钟，若不能一次达到，也可分次进行。

若患者运动强度较大，运动时间可相应减少，反之，若运动强度较小，则可相应延长运动时间。

参考文献

1. 中华医学会糖尿病学分会. 中国糖尿病运动治疗指南. 北京：中华医学电子音像出版社，2012.

2. 许婧，时立新. 暴发性 1 型糖尿病的临床诊治. 中国实用内科杂志，2016，35（7）：557-559.

3. 范玉娟，鹿斌，杨架林. 暴发性 1 型糖尿病 6 例临床资料分析与讨论. 中国糖尿病杂志，2014，22（6）：542-544.

4. 中华医学会糖尿病学分会. 中国 1 型糖尿病诊治指南. 北京：人民卫生出版社，2012.

（曹楚晴　整理）

暴发性 1 型糖尿病的血糖监测

血糖监测是糖尿病治疗的重要组成部分，科学的血糖监测方案能够指导血糖控制达标，延缓并发症进展，保障治疗的有效性和安全性。日本的前瞻性研究表明，FT1D 患者胰岛功能比经典 T1DM 患者更差，并且血糖波动幅度以及低血糖发生的频率更高，糖尿病微血管并发症发生的风险也相应增加。

49. 根据血糖控制情况制定及调整血糖监测计划

与非 FT1D 相比，FT1D 患者需要外源性胰岛素剂量更多，患者血糖波动更大，更容易出现无症状性低血糖、高血糖及急性并发症。因此，血糖监测对于 FT1D 患者的管理意义更为重大。对于 FT1D 患者，应根据血糖控制情况制定及调整血糖监测计划。当出现持续血糖过高或出现饥饿感、出汗、心悸等低血糖症状时，应立即测末梢血糖。

50. 末梢血糖监测与定期检测 HbA1c 同样重要

对血糖的监测不仅需要多次监测末梢血糖，防止血糖过大波动，同时还要监测平均血糖水平。HbA1c 和平均血糖密切相关，HbA1c 可以反映近几个月的平均血糖水平，并具有预测并发症发生风险的作用，所有糖尿病患者均应将此检查作为综合治疗的一部分。

HbA1c 监测频率与患者血糖水平、治疗方案等因素相关。2016 年美国糖尿病协会指南提出，如果患者治疗达标、血糖控制稳定，一年内至少进行两次 HbA1c 的检测；对于血糖控制较差的患者至少每 3 个月检测 HbA1c。FT1D 患者如果血糖波动较大，建议每 3 个月要进行一次 HbA1c 的检测。

参考文献

1. Murase Y, Imagawa A, Hanafusa T, et al. Fulminant type 1 diabetes as a high risk group for diabetic microangiopathy—a nationwide 5-year-study in Japan. Diabetologia, 2007, 50 (3)：531-537.

2. Sherwani SI, Khan HA, Ekhzaimy A, et al. Significance of HbA1c Test in Diagnosis and Prognosis of Diabetic Patients. Biomark Insights, 2016, 11：95-104.

3. American Diabetes Association.Standards of Medical Care in Diabetes-2016 Abridged for Primary Care Providers. Clin Diabetes, 2016, 34 (1)：3-21.

4. Karter AJ, Ackerson LM, Darbinian JA, et al. Self-monitoring of blood

glucose levels and glycemic control: the Northern California Kaiser Permanente Diabetes registry. Am J Med, 2001, 111（1）: 1-9.

5. Langendam M, Luijf YM, Hooft L, et al. Continuous glucose monitoring systems for type 1 diabetes mellitus. Cochrane Database Syst Rev, 2012, 1: CD008101.

6. Matsumoto H, Murase-Mishiba Y, Yamamoto N, et al.Glycated Albumin to Glycated Hemoglobin Ratio is a Sensitive Indicator of Blood Glucose Variability in Patients with Fulminant Type 1 Diabetes. Intern Med, 2012, 51（11）: 1315-1321.

（汤晓涵　整理）

暴发性 1 型糖尿病的教育管理

目前关于 FT1D 的管理尚无系统规范，有关 FTID 的个案报道也多以其临床特征及急性期治疗方案为主要内容。日本学者 Toshiaki Hanafusa 认为，度过急性期后的 FT1D 治疗方案与经典 T1DM 并无太大差别。因而目前对 FT1D 的管理，也多依据 T1DM 患者的管理方案进行。但由于 FT1D 患者相较经典 T1DM 患者胰岛功能更差，血糖波动幅度和严重低血糖的频率更高，导致糖尿病微血管并发症的风险增加，因此，在急性期治疗后，其长期的管理任务显得更为艰巨。

51. FT1D 患者自我管理的质量与预后密切相关

FT1D 患者应对 FT1D 的特殊性具有充分的认识。FT1D 作为 T1DM 的一种特殊亚型，以迅速起病、胰岛 β 细胞功能消失殆尽为主要临床表现及病理生理特征。与经典 T1DM 一样，外源性胰岛素补充为目前 FT1D 的基本治疗方案。因此，FT1D 患者的自我管理应围绕胰岛素治疗展开。

DCCT 研究显示，严格的血糖控制可有效延缓 T1DM 并发症的发生，这一点对于 FT1D 同样重要。日本学者的一项研究表明，相较普通 T1DM 患者，FT1D 患者诊后 5 年微血管并发症发生率更高，而 HbA1c 控制较好的 FT1D 患者，其发病 5 年后微血管并发症的发生率较其余 FT1D 患者更低。因此，对于 FT1D 患者，其血糖的自我管理应该更加严格，才能有效改善预后。

FT1D 患者酮症酸中毒纠正后，长期的降糖治疗方案一般需要速效或超短效胰岛素联合长效胰岛素皮下 4 次强化治疗，部分患者应采用持续皮下胰岛素输注（continuous subcutaneous insulin infusion，CSII）以改善血糖控制。血糖监测应更加严格地按照 T1DM 指南推荐的频率及模式进行，并可根据需要增加血糖监测频率。因为 FT1D 患者更易伴发酮症酸中毒及低血糖，患者在出现应激状况、剧烈运动或未能及时进食时，更应注意及时监测血糖、血尿酮体以及 pH 值。值得注意的是，使用动态血糖监测系统（CGM）能够更加有效地起到对患者血糖水平的监测作用，从而起到更好的血糖控制效果，为不少学者所推荐。FT1D 患者具体的血糖监测方案见前所述。

FT1D 患者应在专业医师的指导下掌握胰岛素种类、注射方式、注射时点及进食关系，并进行胰岛素的调整。尤其重视特殊时期，如初始胰岛素治疗、血糖剧烈波动、频繁低血糖、应激状态、月经前后、妊娠期、治疗方案变动、饮食及运动后胰岛素剂量的调整。同时注意日常生活方式的调整，没有相应的生活方式的改变，将会使胰岛素的治疗效果大打折扣。

日本的一项全国范围的调查显示，90% 以上的 FT1D 患者没有"蜜月期"，其平均胰岛素用量大于普通 T1DM 患者。根据北京儿童医院的一项对 11 例 FT1D 患者的研究，FT1D 患者与经典 T1DM 患者相比，在治疗后"蜜月期"发生率及持续时间、胰岛素用量方面的差异均无统计学意义。这样看来，FT1D 患者胰岛素调整应在规律的血糖监测、饮食运动控制的基础上，建立个体化的降糖方案。

目前逐渐推广的有效管理血糖的类似闭环系统的动态血糖监测系统，此系统可以密集监测组织间隙的血糖值，并予记录和储存。同时还可记录患者的日常自我管理行为，包括食物的摄取、胰岛素剂量的调整与追加行为，甚至于这些行为是否参考了血糖监测结果。这有助于提高患者自我管理的质量，值得在 FT1D 患者中推广。

由于 FT1D 患者胰岛功能更差，并发症发生频率较经典 T1DM 更高，因此，患者应更加积极地进行糖尿病相关并发症的筛查，包括尿蛋白的测定、眼底病变的筛查及糖尿病神经病变的筛查等。另外，患者对于胰岛素治疗的不良反应和并发症、胰岛素存放、营养及运动方案的制定及特殊时期（如生长发育期、妊娠期、急性并发症）的检测和处理都应很好地掌握。

总之，自我管理行为的质量和 FT1D 患者的预后密切相关。

52. 建立多学科医护协助管理

对于确诊后的 FT1D 患者应积极治疗使之度过急性期，并立即或于任何合理的时间由专业医护人员对其进行糖尿病相关教育。教育内容包括患者自我管理所需掌握的全部内容，如 FT1D 基本情况及其特殊性的认识、饮食运动等生活方式的调整、血糖的自我监测、并发症筛查方案及心理调适方法等。并注意使患者与医疗团队建立较稳定的联系，保证其院外的血糖控制质量。对不能参加教育的患者也应提供替换项目，并确保系统的治疗教育方案。

提倡有组织、多层面的教育管理。类似于经典 T1DM，对 FT1D 可建立多学科联合管理平台，一般包括内分泌科、糖尿病教育、营养科、运动康复科、心理科、眼科，甚至妇产科、儿科等多个相关科室，有效提高 FT1D 患者的血糖管理水平及生活质量。

针对个案管理方面，可建立 FT1D 糖尿病患者独有的"患者护照"、电子档案等。鼓励患者参加门诊一对一教育、糖尿病小组教育、康乐营及建立患者群等活动，加强沟通交流。并提供自我管理资料与学习平台，如自我管理手册、教育网站资源、病友社区、自我管理参考书目录等。

53. 家庭协助管理提供更多的沟通交流和精神支持

T1DM 患者的自我管理行为与家庭成员有着密切的关联，家庭成员在这一过程中的态度和作用对于患者代谢控制及生活质量能够产生重要的影响。指南建议，一旦确诊 T1DM，即应对 T1DM 患者和至少一名家庭成员进行糖尿病自我管理教育 (DMSE)，应根据需要给予个体化、有针对性的自我管理教育指导，尤其关注学龄期、青春期、婚育期等时期患者及家属的心理指导。

相较经典 T1DM，FT1D 患者多为 20 岁以上成年起病的患者，其家庭成员的协助方式与经典 T1DM 有所不同。前者中有大量儿童、青少年患者，家庭成员的协助作用多体现在对患者自我管理行为的辅助上。对于 FT1D 患者，家庭成员可能不必过多地直接参与患者的自我管理行为，其协助作用应更多地体现在与患者的沟通交流以及精神支持上。

54. 社会协助管理将逐步改善 FT1D 患者管理现状

有调查显示，糖尿病患者的经济状况与其血糖控制水平及疾病的预后密切相关。糖尿病作为重大慢性疾病，患者的日常管理所承受的经济负担不容小觑。目前看来，FT1D 患者尚需终生使用胰岛素治疗，其血糖控制较 T2DM 或经典 T1DM 患者更难达标，急性并发症发生频率更高，慢性并发症出现更早。因而，

FT1D 患者的经济负担应得到重视。目前，国家已对 T1DM 患者经济负担进行了大规模调研，拟制定针对 T1DM 的专项医保，这项社会支持将会对FT1D 患者的生存状况起到重要的改善作用。

2014 年，在国家卫生和计划生育委员会医政医管局的指导下，国家卫生和计划生育委员会医院管理研究所组织，联合国内 19 家知名医院开展了《中国 1 型糖尿病整合医疗管理模式》研究项目。本项目致力于规范 T1DM 的治疗，为最终建成全国性的 T1DM 整合医疗管理体系做准备，同时为糖尿病患者提供医疗保障和支持，减轻患者就医的压力，促进糖尿病患者随访的规范化，提高糖尿病家庭的自我管理能力。

参考文献

1. Hanafusa T，Imagawa A.Fulminant type 1 diabetes：a novel clinical entity requiring special attention by all medical practitioners.Nat Clin Pract Endocrinol Metab，2007，3（1）：36-45.

2. Murase Y，Imagawa A，Hanafusa T，et al.Fulminant type 1 diabetes as a high risk group for diabetic microangiopathy-a nationwide 5-year-study in Japan. Diabetologia，2007，50（3）：531-537.

3. Diabetes Control and Complications Trial Research Group，Nathan DM，Genuth S，et al. The effect of intensive treatment of diabetes on the development and progression of long-term complications in insulin-dependent diabetes mellitus. N Engl J Med，1993，329（14）：977-986.

4. 周健，贾伟平．对暴发性 1 型糖尿病的探索仍在继续．中华糖尿病杂志，2014，6（2）：77-80.

5. 周健，包玉倩，李鸣，等．暴发性 1 型糖尿病的临床特征及治疗策略探讨．中华糖尿病杂志，2009，1（1）：34-38.

6. 王毅，巩纯秀，曹冰燕，等．探讨儿童及青少年爆发性 1 型糖尿病分型的临床意义．中华糖尿病杂志，2014，6（10）：721-724.

7. Groat D，Grando MA，Soni H，et al.Self-Management Behaviors in Adults on Insulin Pump Therapy. J Diabetes Sci Technol，2017，11（2）：233-239.

（程　靳　整理）

暴发性 1 型糖尿病的临床处理

按照经典 T1DM 的临床处理原则,推荐所有 FT1D 患者尽早使用强化胰岛素治疗方案。由于胰岛功能极差,FT1D 患者的胰岛素剂量设定及调整应高度个体化。同时,应尽量避免胰岛素治疗过程中发生的低血糖。目前尚无关于 FT1D 治疗的大样本研究报道,文中结合已有个案报道的处理经验,提出以下几种情况的处理建议。

55. 积极处理 FT1D 急性期酮症酸中毒

(1)持续胰岛素静脉滴注:由于 FT1D 患者起病时多脱水严重,皮下微循环障碍,皮肤吸收胰岛素能力差,故不推荐皮下注射胰岛素治疗;同时监测血糖变化,避免血糖下降过快。

(2)补液:应监测患者尿量、心肾功能的情况下积极补液;注意补液的速度、性质及患者血容量恢复情况。

(3)处理诱因:积极处理感染、药物过敏及妊娠等常见诱发因素；注意结合患者肝肾功能情况用药及原发病的处理；注意口腔、肛周、泌尿系统等不易识别的感染灶。

（4）处理并发症：胰腺外分泌功能受损、肝肾功能不全及横纹肌溶解等多脏器损害多随着酮症酸中毒的缓解而恢复正常，因此，应积极处理酮症酸中毒；注意动态监测血气、血酮、血糖、电解质、胰酶、肝肾功能、肌酶、心电图等变化，避免多脏器损害向多脏器衰竭发展。

（5）营养支持：部分 FT1D 患者起病时常伴有严重的消化道症状，应尽可能给予肠内营养；如果不能耐受，应积极提供肠外营养支持。

56. 模拟胰岛素的生理分泌模式，个体化管理 FT1D 缓解期血糖

胰岛功能差、血糖波动大及反复低血糖是 FT1D 患者的主要特点。建议患者使用持续胰岛素皮下输注（即胰岛素泵）治疗，最大限度模拟胰岛素的生理性分泌模式，最大限度地保持血糖平稳，减少血糖波动和低血糖事件。

对于经济情况不允许的条件下，建议患者使用速效胰岛素类似物联合长效胰岛素类似物每日皮下 4 次的强化方案。叮嘱患者监测血糖和定期门诊随诊，每 3 个月复查 HbA1c，每半年到 1 年系统评估糖尿病慢性并发症。

57. 尽快解除代谢紊乱对妊娠期 FT1D 母体和胎儿的影响

妊娠期 FT1D，包括妊娠期间发生的 FT1D 及 FT1D 合并妊娠的情况，应尽快解除代谢紊乱对母体和胎儿的影响；对于宫内胎儿发育完全或接近完全的患者，应联合妇产科和新生儿科，及时终止妊娠，挽救母亲和胎儿生命。

参考文献

1. 中华医学会糖尿病学分会 . 中国 1 型糖尿病诊治指南 . 北京：人民卫生出版社，2012.

（王　臻　整理）

特殊人群暴发性 1 型糖尿病的特点与管理

58. 应高度警惕和积极处理妊娠相关 FT1D

孕妇为 FT1D 的高危人群，FT1D 可发生于妊娠期间或分娩后，称为妊娠相关性 FT1D（PF）。自日本学者首次报道 PF 以来，世界各地关于 PF 的个案相继出现。

亚洲是报道最多的地区，其中以日本的发病率最高，日本有研究报道，PF 患者占 13 ～ 49 岁的女性 FT1D 患者的 21%。Imagawa 等报道，既往无糖尿病史，妊娠期间出现 TIDM 的患者几乎均是 FT1D，日本 2003 年全国性的调查发现，14 例在孕期及产后 2 周发生的 T1DM，除 1 例是经典 T1DM，其余 13 例均为 FT1D，故 PF 在妊娠糖尿病患者中并不少见。其次是韩国的发病率，近年来发病率不断上升；在亚洲其他地区，如马来西亚、中国大陆、中国台湾、越南等也有 PF 的报道；近年欧美国家（如法国等）报道高加索人也存在 PF。在中国以深圳、长沙、广州等地区报道较多见。周智广课题组于 2013 年做了一次全国回顾性调查发现，在女性 PF 占 34.6%（9/26）。随着临床医师对 PF 认识的提高，误诊漏诊率会下降，发病率可能会逐渐上升。

PF 同 FT1D 一样，起病前有前驱症状，发病时有严重的高血糖症状、酸中毒及电解质紊乱。日本一项全国性的 FT1D 资料分析发现，PF 与非妊娠 FT1D（NPF）的临床特点相似，但较之 NPF，存在以下 2 项临床特点：① PF 较 NPF 表现为更严重的酸中毒，这可能归因于妊娠期间激素及代谢的改变引起更快的饥饿及妊娠期间呕吐和感染的机会增加，故酸中毒更加严重。② PF 较 NPF 有更高的血清胰淀粉酶和胰淀粉酶，更低的动脉血 pH 值，提示 PF 患者临床起病较 NPF 患者更加严重。

周智广课题组未观察到 PF 组患者的临床表现较 NPF 组严重，两组患者的临床表现和实验室检查大部分相似，仅发现 NPF 组出现意识改变的比率较高，提示 NPF 组病情可能较重。可能的原因为病例的选择不同及本研究样本量偏少所致，是否存在差异有待进一步验证。国内 Liu 等将 12 例中国 PF 与日本 22 例 PF 进行比较分析，发现中国 PF 的 C 肽、血糖及血氯均不同于 NPF。中国 PF 患者的起病年龄及空腹和餐后 C 肽均低于日本 PF 患者，HbA1c 则高于日本 PF 患者，提示中国 PF 存在更严重的 β 细胞破坏。

PF 多见于妊娠中晚期，特别是妊娠期后 3 个月及分娩后 2

周内发病较多见。日本报道的 22 例 PF 患者中, 18 例在妊娠过程中发病 (平均为 26.3 周, 范围 7 ~ 38 周), 而 4 例 PF 是在分娩后立即发病 (平均 10.5 天, 7 ~ 14 天)。周智广课题组于 2011 年报道了 9 例 PF 患者起病时年龄为 (24.1±2.0) 岁, 均无糖尿病家族史, 有 8 例为妊娠过程中起病, 孕龄为 6 ~ 38 周, 其中妊娠早期 1 例 (6 周)、妊娠中期 1 例 (20 周)、妊娠晚期 6 例。中国孙致连等报道 1 例在妊娠早期 (孕 8 周) 且有多次怀孕的 FT1D 并发横纹肌溶解症, 提示早期妊娠、多次妊娠也可能是 FT1D 的危险因素。妊娠早期患者可表现为剧烈的恶心、呕吐症状, 容易让临床医务工作者错误诊断为妊娠剧吐。

T1DM 女性不良妊娠结局, 包括流产、先天畸形、巨大胎儿、死产、早产和先兆子痫等显著高于一般孕妇。在 PF 中妊娠不良结局更加显著, 由于母体骤然起病的糖尿病和严重的糖尿病酮症酸中毒将引发很高的胎儿死亡率。

国外报道, 在妊娠中发病有 12 例 PF 出现死胎 (67%), 另外 6 例中有 5 例胎儿因为剖宫产分娩而存活。中国报道, 8 例 PF 胎儿预后均为死胎, 另外 1 例 PF 患者为顺产一活婴后 5 天发病, 引起胎儿死亡的确切机制不明, Shimizu 等研究发现母体脱水致子宫胎盘血流减少、母体酸中毒导致胎儿酸中毒等因素导致胎儿的死亡风险明显加大。PF 一旦发病若抢救不及时将危及孕产妇的生命, 且胎儿预后极差。

最初报道的 FT1D 患者胰岛自身抗体均为阴性, Shimizu 等报道 21 例 PF 中有 20 例检测 GADA 呈阴性，仅 1 例有过短暂性的 GADA 阳性。周智广课题组报道，9 例 PF 患者 GADA、IA-2A、ZnT8A 均呈阴性，提示 PF 患者起病时未发现明显的体液免疫因素存在，PF 患者的发病机制尚待进一步阐明。中国简蔚霞等也报道了 1 例 GADA 阳性的 PF 患者，由于属个案报道，是否真正有体液免疫因素参与 PF，有待验证。

日本的研究显示，DRB1*0405-DQB1*0401 和 DRB1*0901-DQB1*0303 与 FT1D 呈正相关，对 FT1D 表现出强易感性。对于 PF 患者的 HLA 遗传学，Shimizu 等分析发现 DRB1*0901-DQB1*0303 单体型频率在 PF 组中明显高于 NPF 组与对照组，而 DRB1*0405-DQB1*0401 单体型频率在 NPF 组显著高于 PF 组及对照组。进一步分析基因型频率，发现 *DR9/DR9* 是 PF 的易感基因型（*OR*=10.0），*DR9* 单体型在 PF 组表现为明显的剂量效应；*DR4/DR4* 是 NPF 的易感基因型（*OR*=16.6），*DR4* 单体型则在 NPF 组表现为明显的剂量效应，提示 T1DM 易感 *HLA-II* 类单体型与基因型在 PF 与 NPF 是不同的，表明不同的 *HLA* 单体型是 PF 或 NPF 的遗传基础。

妊娠期一旦疑似诊断 FT1D，需立即积极抢救，予以大剂量静脉补液和小剂量胰岛素持续静脉点滴，同时严密监测血糖、血酮体、电解质、胰酶和心电图等相关指标，一方面监测孕妇病情，另一方面维持胎儿宫内环境稳定。为保障妊娠相关 FT1D 母亲及其子代的健康，建议采用由 ICU、产科医师、糖尿病专家、儿科医师、营养师及社会与医学心理学组成的多学科诊疗模式来实施治疗与管理。

在积极纠正患者酸中毒、电解质紊乱、稳定血糖等过程中，如有可能应及时实施剖宫产手术挽救胎儿生命，若已发生胎死宫内，则应尽早进行引产术。后续长期的降糖方案多采用每日多次胰岛素皮下注射或胰岛素泵强化治疗，并应进行自我血糖监测。

血糖控制良好与否直接关系到母婴并发症的发生，如酮症、妊娠期高血压综合征、羊水过多、感染、新生儿窒息、新生儿呼吸窘迫综合征、低血糖等，积极控制血糖，对减少母婴并发症和病死率起着关键的作用。

产后 T1DM 状态将持续，且因胰岛功能被严重破坏，迄今未观察到胰岛功能的恢复，很少出现"蜜月期"，须终生依赖胰岛素治疗。FT1D 的患者若再次妊娠，其血糖控制应更为严格。对妊娠相关 FT1D 易出现的各种并发症及所关心的母儿预后，给予及时的指导与帮助，密切监测孕期情况，将会有良好的妊娠结局。

FT1D 进展迅速，预后极差，早识别、早诊断、早治疗是降低致死率的关键。PF 患者发病前均无糖尿病史，产前检查时血糖、尿糖甚至口服葡萄糖耐量试验都可以是正常的，容易被忽视，且 FT1D 患者多以呼吸道或消化道症状为前驱表现，也容易导致漏诊而延误治疗。故所有内科医师以及产科医师需要特别注意，如有孕妇突然出现高血糖，流感样症状或腹部症状，需要警惕 FT1D 所导致的酮症酸中毒。由于 PF 将危及孕产妇生命，而且有很高的流产率和死胎率，故需及时抢救与治疗，才可能挽救胎儿生命。各级临床医师需要对此引起高度重视，以提高对 PF 的诊治率。

59. 老年 FT1D 少见，但应注意个体化处理

有关 FT1D 的病例报道或研究多见于成人，未见有单独老年 FT1D 的临床特征分析。日本和韩国 FT1D 的研究报道中，少有年龄大于 60 岁的 FT1D 患者。有报道 1 例 30 岁诊断为 T2DM 的 76 岁老年患者，长期口服药物降糖配合饮食运动治疗，血糖控制良好，病程中突然出现高血糖、多尿，诊断糖尿病酮症酸中毒，查 HbA1c 7.7%，空腹及餐后胰岛功能极差，符合 FT1D 的诊断标准，*HLA* 基因为 FT1D 相关的易感单体型 DRB1*0405-DQB1*0401。该患者诊断为 T2DM，病程中出现 FT1D 急性发作，因此建议老年 T2DM 酮症酸中毒的鉴别诊断需要考虑到是否存在 FT1D。该患者是否能诊断为 FT1D，尚不明确。

由于老年 FT1D 病例少，特异性的临床特征未知，是否存在老年 FT1D 这一临床亚型，值得进一步商讨和确认。由于老年属于一类特殊人群，常常出现食欲下降、摄食减少、肝肾功能减退、免疫力下降易于感染、并发慢性心脑血管及消耗性疾病或同时服用多种药物，低血糖在老年糖尿病患者中的发生率较高，且

低血糖的发生严重影响老年糖尿病患者预期寿命及生活质量。因此，老年 FT1D 或老年糖尿病酮症酸中毒的治疗，除按照常规糖尿病酮症酸中毒积极补液、持续小剂量胰岛素静脉泵入、纠正酸碱失衡及水电解质紊乱等处理外，还需注意不宜使血糖下降过快，以免诱发心、脑等器官的不良事件。同时，大多数老年人存在焦虑、抑郁、认知障碍等心理问题，做好心理疏导工作也是很重要的一个方面。

60. 儿童 FT1D 的特点及管理不同于成人 FT1D

儿童及青少年作为 T1DM 的高发人群，FT1D 亚型在儿科的发病情况及临床特点如何，目前报道较少。有关 FT1D 的病例资料多为单独成人或混合了成人和儿童发病情况的报道。日本一项 161 例 FT1D 研究中，20 岁以下的儿童及青少年共 14 例，占8.7%。在一项韩国基于三家医院的联合研究中，FT1D 占 16 岁以下新诊断 T1DM 患者的 1.33%。中国首都医科大学附属北京儿童医院在 853 例新诊断的 T1DM 病例中仅发现了 11 例符合诊断标准，只占儿童新诊断 T1DM 的 1.29%，且儿科以婴幼儿为多（63.6%，7/11），与韩国的 1.33% 报道近似。周智广课题组前期的多中心调查研究发现，53 例 FT1D 患者中，18 岁以下患者仅占 2 例（3.6%）。尽管这种糖尿病亚型更常见于成年起病，但对于在儿童青少年中发生的 FT1D 还没有完全认识，也许比初始想象的要更常见。

儿童和成人 T1DM 患者的临床特点是不同的，儿童多是经典 T1DM，与成人相比，儿童起病急，诊断前症状持续时间较短，C 肽较低，提示儿童残存 β 细胞功能较差。关于儿童 FT1D 临床特征，中国王毅等通过病例回顾分析发现，FT1D 在儿童及青少年发病率较低，可发生在任何年龄，发病前流感样症状常见，但由于起病急骤，体重指数尚未明显下降。在 11 例 FT1D 患儿中，2 例 GADA 阳性，1 例 ICA 阳性，1 例 IAA 阳性，其中 1 例 GADA 和 ICA 均阳性。目前为止经典 T1DM 相关自身抗体（如 GADA、ICA、ZnT8A、IAA）均可在部分 FT1D 患者体内呈阳性。由于研究例数少，只能客观呈现实际结果，尚不能给出任何结论。在急性并发症、随访胰岛素用量及血糖控制状况方面，FT1D 并未显示出与经典 T1DM 明显的差异。成人的研究报道提示，与经典型 T1DM 患者相比，FT1D 患者起病时 β 细胞即破坏更严重更彻底，第 1 年的胰岛素剂量明显高于经典 T1DM 患者，但在对儿童及青少年 FT1D 患者的研究中，并未有类似发现。进一步研究发现，有 3 例儿童 FT1D 经历"蜜月期"，提示儿童及青少年 FT1D 患儿在发病时其 β 细胞功能依然有部分可以恢复，这与经典型儿童 T1DM 无差异。由于儿童 FT1D 病例数较少，相关临床特征仍需积累病例以作进一步的研究。

参考文献

1. Imagawa A，Hanafusa T，Uchigata Y，et al.Fulminant type 1 diabetes：a

nationwide survey in Japan. Diabetes Care，2003，26（8）：2345-2352.

2. 余琳，陈敦金．妊娠期暴发性 1 型糖尿病．中华产科急救电子杂志，2014，3（4）：61-63.

3. Luo S，Zhang Z，Li X，et al.Fulminant type 1 diabetes：a collaborative clinical cases investigation in China. Acta Diabetol，2013，50（1）：53-59.

4. 章臻翊，罗说明，王臻，等．妊娠相关性暴发性 1 型糖尿病临床特征分析．中华妇产科杂志，2012，47（7）：530-532.

5. Liu L，Mao J，Lu Z，et al. Clinical characteristics of fulminant type 1 diabetes associated with pregnancy in China. Endocrine，2011，40（3）：408-412.

6. 孙致连，李红辉，唐平，等．妊娠早期暴发性 1 型糖尿病并横纹肌溶解症．中华内分泌外科杂志，2014，8（6）：525-526.

7. Shimizu I，Makino H，Osawa H，et al. Association of fulminant type 1 diabetes with pregnancy. Diabetes Res Clin Pract，2003，62（1）：33-38.

8. Shimizu I，Makino H，Imagawa A，et al. Clinical and immunogenetic characteristics of fulminant type 1 diabetes associated with pregnancy. J Clin Endocrinol Metab，2006，91（2）：471-476.

9. 简蔚霞，陈雪茹，王为幸，等．妊娠相关性暴发性 1 型糖尿病的临诊应对．中华内分泌代谢杂志，2013，29（8）：720-722.

10. Ogawa A，Niiya T，Manabe K，et al.Fulminant type 1 diabetes in an elderly patient treated after receiving a diagnosis of type 2 diabetes. Nihon Ronen Igakkai Zasshi，2013，50（6）：818-823.

11. 王毅，巩纯秀，曹冰燕，等．探讨儿童及青少年暴发性 1 型糖尿病分型的

临床意义 . 中华糖尿病杂志，2014，6（10）：721-724.

12. Kim MS，Kim CJ，Ko CW，et al.Fulminant type 1 diabetes mellitus in Korean adolescents. J Pediatr Endocrinol Metab，2011，24（9-10）：679-681.

13. 王毅，巩纯秀，曹冰燕，等 . 儿童与青少年暴发性 1 型糖尿病与经典 1 型糖尿病的区别 . 中国实用儿科临床杂志，2015，30（8）：580-584.

（罗说明　整理）

新型诊断技术在暴发性 1 型糖尿病中的应用前景

61. 流式细胞术有助于研究细胞免疫在 FT1D 中的作用特点和机制

流式细胞术（flow cytometry，FCM）是指利用流式细胞仪检测细胞内特异标记的荧光信号，从而测定细胞的多种生化物质（如膜表面受体、抗原、离子或 DNA/RNA 表达等）特性的一种定量分析技术，是一项可以把具有相同荧光信号特性的某些细胞亚群从多细胞群体中分离和富集出来的细胞分析技术。FCM 在免疫学、血液学、肿瘤学等领域发挥着重要的作用。

FCM 已经广泛应用在 T1DM 的免疫细胞分析中，如周智广课题组利用 FCM 分析了 T1DM 患者 B 淋巴细胞亚群频率的改变。尽管目前尚无 FCM 直接应用于 FT1D 患者免疫细胞分析的报道，但鉴于 FT1D 作为 T1DM 的一种亚型，研究发现其同样也存在自身免疫特性，如在 FT1D 发病初期存在胰腺炎症。因此，FCM 具有在 FT1D 发病早期诊断和机制研究的应用前景。

淋巴细胞亚群分析由于 FCM 可同时检测出一种或几种淋巴细胞表面抗原，将不同的淋巴细胞亚群区分开，并计算出它们之间的比例。其原理是在一组混合的细胞群中，加入特异针对靶细胞表面分子的荧光标记单克隆抗体，这种抗体与其对应的抗原靶分子结合，结合后的荧光标记抗体停留在特定细胞的表面，称为荧光抗体标记的靶细胞，将含有这种白细胞的混合细胞群经过流式细胞仪检测，就可以得到细胞大小及颗粒状态的信息以及该细胞表面相应分子的表达情况。

在 FT1D 发病过程中，可能会存在免疫细胞亚群比例改变、免疫细胞分化发育改变，而这些细胞是由功能各异的不同细胞亚群所组成，可利用 B 淋巴细胞（CD19$^+$或 CD20$^+$）和 T 细胞表达各自特异的表面分子，如成熟的 T 细胞表面表达特异的 CD3 分子，T 细胞又可进一步按其表达的不同表面标志细分成不同的亚群，如 CD4$^+$CD8$^-$ 和 CD4$^-$CD8$^+$ 亚群。通过检测淋巴细胞表面标志，可了解 FT1D 患者的免疫功能状态，辅助诊断疾病，指导临床治疗。

细胞因子是由免疫细胞或非免疫细胞合成和分泌的小分子多肽，在调节机体正常与病理状态下的免疫应答过程中起着十分重要的作用。淋巴细胞表面抗原的检测不能完全了解淋巴细胞的功能，需要对细胞内细胞因子或体外培养细胞进行相关指标测定。

检测细胞因子的方法有酶联免疫斑点法、有限稀释分析法、RT-PCR 法、原位免疫组化法、ELISA 法等。每种方法都有自己的特点，但相比较而言，FCM 更有优势。检测细胞因子对于阐明 FT1D 的发生发展和治疗具有重要意义（图 1）。

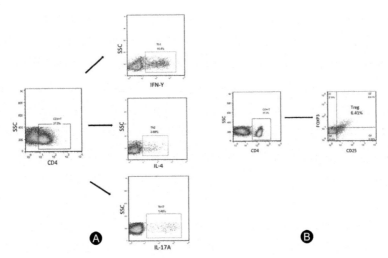

图 1　利用流式细胞术分析 FT1D 患者外周血 T 细胞亚群特点（彩图见彩插 1）
注：A，以 CD4 阳性设门，进一步检测细胞内因子 IFN-γ、IL-4、IL-17A 阳性细胞比例，反映 Th1 类、Th2 类及 Th17 免疫反应水平；B，以 CD4 阳性设门，进一步检测 CD25 和 Foxp3 均阳性的细胞所占比例，反映调节性 T 细胞水平。

62. 酶联免疫斑点 T 细胞检测技术提高了 FT1D 自身免疫诊断效率

T1DM 是 T 细胞介导的自身免疫性疾病，其在 T1DM 的发病中发挥了至关重要的作用，目前在 T1DM 诊断中应用较多的胰岛自身抗体只是体液免疫的标志物，其并无直接致病作用；由于自身抗体在中国 T1DM 患者中的阳性率较低，临床仍存在不少抗体阴性的 T1DM 缺乏相应的病因学分型证据，故在抗体检测基础上联合 T 细胞测定，可以明显提高自身免疫检测的敏感性，从而使糖尿病的病因学分型更加完善。正是由于 T 细胞在 T1DM 发病中的核心地位以及胰岛自身抗体的局限性，使得 T 细胞的检测成为近年 T1DM 研究的热点。

T 细胞检测技术，包括传统的淋巴细胞增殖技术、细胞免疫印迹技术、新兴的四聚体（Tetramer）以及酶联免疫斑点技术（ELISPOT）等，其中基于细胞因子检测的单细胞水平的 ELISPOT 技术，由于其较高的敏感性而备受关注。该技术以双抗体夹心法检测早期的抗原反应性 T 细胞分泌的细胞因子，借助于生物素-链亲和素系统偶联酶放大斑点检测信号，并以电子扫描系统分析记录检测结果。与传统方法比较，其优势在于：

（1）灵敏度高。其检测灵敏度可高达 $1:10^6$，是迄今为止最为灵敏的检测技术；故能敏感地检测到弱抗原刺激下 T1DM 患者外周血中极低频率的自身反应性 T 细胞水平。

（2）单细胞水平、活细胞功能测定。ELISPOT 检测的是单个细胞分泌，在检测过程中，有活细胞培养与抗原刺激阶段，检测的是活细胞的功能。

（3）操作简便经济，可进行高通量检测。

（4）新鲜和冻存细胞同样适用，可用于回顾性研究。该法分析客观，易于操作，是一种理想的细胞免疫反应的评估方法。

FT1D 自 2000 年提出以后，发病机制迄今未明。早在 2004 年，日本学者 Kotani 等为探讨 T 细胞在 FT1D 发病中的作用，即采用 ELISPOT 技术检测了患者外周血中胰岛抗原反应性 T 细胞，发现 69.2%（9/13）的 FT1D 患者呈 GAD 反应性 Th1 细胞阳性，25%（3/12）呈胰岛素 -B9-23 反应性 Th1 细胞阳性，证实了自身反应性 T 细胞参与了 FT1D 的发生。此后，该课题组的 Nagata 等亦进一步应用 ELISPOT 技术证实了上述研究结果，发现 46.3% 和 26.0% 的 FT1D 患者分别呈现 GAD65 和胰岛素 -B9-23 反应性 T 细胞检测阳性，验证了该病的发生与 T 细胞的参与密不可分。

周智广课题组为探讨中国人 FT1D 的发病机制，亦采用 ELISPOT 检测了患者的 T 细胞反应。2009 年，周智广课题组检测了 6 例 FT1D 患者外周血的 GAD 反应性 T 细胞，其中 3 例患者呈阳性，且 3 例中的 2 例呈胰岛自身抗体阳性，提示自身反应性 T 细胞在中国人 FT1D 发病中起一定作用。为进一步探讨自身免疫在该病中的作用，在经典的胰岛自身抗原 GAD65 和胰岛素基础上，周智广课题组联合检测了患者外周血单个核细胞同时针对三种抗原（GAD、胰岛素和 C 肽）的 T 细胞反应，发现 10 例 FT1D 患者中，6 例为任一自身抗体阳性，而 4 例抗体均为阴性的患者中有 3 例可检测到胰岛抗原反应性 T 细胞，即二者联合检测 FT1D 自身免疫的阳性率高达 90%（9/10），同时更强有力地证实了自身免疫在 FT1D 中的重要地位。因此，通过 ELISPOT

技术检测胰岛自身反应性 T 细胞有望成为 FT1D 免疫诊断的重要手段。

此外，还值得关注的是，ELISPOT 对 T1DM 的前期诊断和早期诊断的特殊贡献。众所周知，T 细胞反应亦是 T1DM 胰腺炎的始动因素，而其在糖尿病发病前期就能检测到，从而提前诊断和预警，有望预防和缓解该病的发生。Eisenbarth 等认为，胰岛自身抗原反应性 T 细胞的检测对携带高危易感基因的糖尿病一级亲属有直接预测作用。因此，在临床应用中，如能对 FT1D 高危人群进行 T 细胞检测亦有望对该病进行预测和预警。近年，ELISPOT 技术已经应用到 T1DM 研究的各个领域，包括发病机制、预测、预防、诊断与疗效监测等，为其在 FT1D 中的应用积累了大量经验（图 2）。

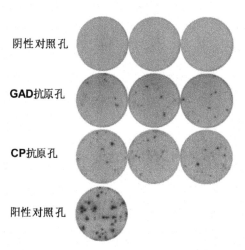

图 2 利用酶联免疫斑点技术检测 FT1D 外周血自身反应性 T 细胞水平（彩图见彩插 2）

63. 放射配体法保证了 FT1D 胰岛自身抗体的检测质量

中国多中心研究显示，FT1D 患者体内同样存在自身免疫，可出现多种胰岛自身抗体阳性，联合多种胰岛自身抗体检测可有助于 FT1D 的免疫诊断分型。由于大多数 FT1D 患者胰岛自身抗体滴度低，且转阴很快，所以选择高灵敏度的检测方法非常重要。

自 20 世纪 80 年代开始，胰岛自身抗体检测方法经历了免疫印迹法（Western blotting）、免疫荧光法（IFA）、免疫酶活性沉淀法（EIP）、放射免疫法（RIA）、酶联免疫分析法（ELISA）、放射配体结合分析法（RBA，也称放射配体法，RLA）等，同时，新近荧光素酶免疫沉淀法（LIPS）、电化学发光法（ECLIA）以及等离子体纳米金芯片技术等也有报道。然而，由于胰岛自身抗原空间表位、温度依赖等特殊性，能成熟和广泛应用于其他领域的检测技术并非能适用于胰岛自身抗体检测。所以，一些报道的方法或因操作烦琐耗时、干扰因素多，或因灵敏度和特异性低而临床实际应用受到限制。

1994 年，丹麦 Dyrberg 博士和美国华盛顿大学 Lernmark 博士同时建立了胰岛自身抗体的放射配体检测法。经过近 20 年的标准化及临床应用证实，放射配体法检测胰岛自身抗体灵敏度和特异性高，是目前国际上最有效的检测方法。该方法是在 ^{35}S 标记的蛋氨酸存在下，胰岛自身抗原 cDNA 在兔网织红细胞裂解液反应体系中，经由体外转录 / 翻译直接获得 ^{35}S 标记的胰岛自身抗原。经凝胶过滤层析法纯化后的标记抗原与血清 4℃缓慢振荡孵育 24 小时，用蛋白 A- 琼脂糖沉淀抗原抗体复合物。沉淀物经充分洗涤后，置于多功能液体闪烁计数仪上测定，结果以抗体指数或国际标准单位的形式报告。

该方法获得的标记胰岛自身抗原能较好地保持其免疫活性与空间构象，全液相缓慢振荡孵育 24 小时能使抗原抗体分子更充分接触，因而灵敏度和特异性高。

目前国际上权威实验室对放射配体检测法进行了改良，即采用 96 孔微量平板对抗原抗体进行孵育，所需血清量小，适宜于大规模儿童人群的筛查。在洗涤步骤上采用了 Millipore 高通量分离技术取代了传统的试管法洗涤沉淀复合物，使洗涤更加充分完全，更易于自动化和大样本检测。

胰岛自身抗体检测国际标准化工作先前归由世界卫生组织（WHO）指导下的国际糖尿病免疫学会（IDS）和美国疾病预防控制中心（CDC）共同组成的糖尿病自身抗体国际标准化计划（DASP）工作组负责。从 2012 年开始，正式指定国际糖尿病免疫学会（IDS）和美国佛罗里达大学共同举办的胰岛自身抗体国际标准化计划（IASP）负责实施。国际上凡发表与胰岛自身抗体阳性率有关的文章，大多引用了检测方法在参加 DASP 或 IASP 中的灵敏度和特异性，以便说明结果具有室间可比性。中南大学湘雅二医院连续参加了 DASP 2003、2005、2009 以及 IASP

2012、2015 国际标准化评估。其中在 IASP 2012 评估（图 3）中，4 种临床常见胰岛自身抗体检测质量在全球 35 个权威实验室中排名均进入前四位，其中 GADA、IAA 和 ZnT8A 等 3 项排名第一，居国际领先水平。

由于放射配体法所需技术平台较高，而 T1DM 特别是 FT1D 发病散在，按照中国胰岛自身抗体标准化计划（CIASP），推荐将标本送往（如中南大学湘雅二医院等）建立了国际标准化放射配体法的单位进行中心化检测，以确保检测质量和降低医疗成本。

IDS　　**IASP**　　**2012**　　**UF | UNIVERSITY of FLORIDA**

Islet Autoantibody Standardization Program (IASP)
Certification of 2012 Workshop participation
Date of report: 10/01/2012
Laboratory: 0304 Diabetes Center, Key Laboratory of Diabetes Immunology
Performance Characteristics [1]

Antibody	Method/Description	% Sensitivity	% Specificity	AUC[2]	A595[3]	Accuracy[4]	New-Onset Reported[5]	Control Reported[6]
GADA	Radiobinding Assay(RBA) Local	78.0	96.7	0.896	80.0	90.00	50	90
GADA Sub Study	GADA Sub Study	74.0	97.8	0.917	84.0	89.29	50	90
IA2A	Radiobinding Assay(RBA) Local	74.0	96.7	0.841	74.0	88.57	50	90
IAA	Radiobinding Assay(RBA) Local	62.0	100.0	0.784	62.0	86.43	50	90
ZnTBA	CRCW-RBA (C-Terminal arginine & tryphtophan)	70.0	98.9	0.856	74.0	88.57	50	90

[1] Based on laboratory submitted findings.
[2] Area Under the Curve derived from Receiver operating characteristics (ROC) analysis.
[3] % Sensitivity at 95% specificity derived from Receiver operating characteristics (ROC) analysis.
[4] % Accuracy:[Number of New Onset identified as positive+Number of Controls identified as negative]/
(number of New Onset samples reported+number of Controls samples reported)
[5] Number of New-Onset sample results submitted by your laboratory (maximum number=50)
[6] Number of Control sample results submitted by your laboratory (maximum number=90)

William E. Winter, m.d.

On behalf of the IASP Committee
William E. Winter, M.D., FACP, DABCC, FACB
Professor
Departments of Pathology, Immunology Laboratory Medicine,
Pediatrics, and Molecular Genetics Microbiology
Principle Investigator, Type 1 Diabetes TrialNet ICA Core Laboratory
Director, UF Pathology Laboratories, Endocrine Autoantibody Laboratory

IASP Committee: University of Florida: David
Pittman; William Winter, Gainesville, Florida
USA; Immunology of Diabetes Society(IDS):
Michael Schlosser, Greifswald, Germany; Alistair
Williams, Bristol, UK; Vito Lampasona, Milan,
Italy; Peter Achenbach, Munich, Germany
(IDS-IASP Chair)

图 3　2012 年胰岛自身抗体标准化项目（IASP）评估认证报告（彩图见彩插 3）

参考文献

1. Jaye DL，Bray RA，Gebel HM，et al.Translational applications of flow cytometry in clinical practice.J Immunol，2012，188（10）：4715-4719.

2. Deng C，Xiang Y，Tan T，et al. Altered Peripheral B-Lymphocyte Subsets in Type 1 Diabetes and Latent Autoimmune Diabetes in Adults. Diabetes Care，2016，39（3）：434-440.

3. Obata A，Kaneto H，Kamei S，et al.Pancreatic Inflammation Captured by Imaging Technology at the Onset of Fulminant Type 1 Diabetes. Diabetes Care，2015，38（9）：e135-e136.

4. 张翼，周智广，杨琳，等 . 成人隐匿性自身免疫糖尿病患者存在 GAD65 反应性 T 细胞免疫异常 . 中华医学杂志，2010，90（28）：1963-1965.

5. Meierhoff G，Ott PA，Lehmann PV，et al. Cytokine detection by ELISPOT：relevance for immunological studies in type 1 diabetes. Diabetes Metab Res Rev，2002，18（5）：367-380.

6. Stott DI. Immunoblotting，dot-blotting，and ELISPOT assays：methods and applications. J Immunoassay，2000，21（2-3）：273-296.

7. 杨琳，超晨，唐维，等 . 不同的冻存方法对 1 型糖尿病患者胰岛抗原特异性 T 细胞反应的影响 . 中南大学学报（医学版），2013，38（2）：169-175.

8. Kotani R，Nagata M，Imagawa A，et al. T lymphocyte response against pancreatic beta cell antigens in fulminant Type 1 diabetes. Diabetologia，2004，47（7）：1285-1291.

9. Nagata M，Moriyama H，Kotani R，et al. Immunological aspects of 'fulminant

type 1 diabetes'. Diabetes Res Clin Pract, 2007, 77 Suppl 1: S99-S103.

10. Zheng C, Zhou Z, Yang L, et al. Fulminant type 1 diabetes mellitus exhibits distinct clinical and autoimmunity features from classical type 1 diabetes mellitus in Chinese. Diabetes Metab Res Rev, 2011, 27 (1): 70-78.

11. 郑超, 林建, 黄干, 等. 暴发性 1 型糖尿病的免疫学特征探讨. 中华医学杂志, 2009, 89 (36): 2544-2547.

12. Wang Z, Zheng Y, Tu Y, et al. Immunological Aspects of Fulminant Type 1 Diabetes in Chinese.J Immunol Res, 2016, 2016: 1858202.

13. Eisenbarth GS, Kotzin BL. Enumerating autoreactive T cells in peripheral blood: a big step in diabetes prediction. J Clin Invest, 2003, 111 (2): 179-181.

14. Luo S, Zhang Z, Li X, et al. Fulminant type 1 diabetes: a collaborative clinical cases investigation in China. Acta Diabetol, 2013, 50 (1): 53-59.

15. Steck AK, Fouts A, Miao D, et al. ECL-IAA and ECL-GADA Can Identify High-Risk Single Autoantibody-Positive Relatives in the TrialNet Pathway to Prevention Study.Diabetes Technol Ther, 2016, 18 (7): 410-414.

16. Zhang B, Kumar RB, Dai H, et al. A plasmonic chip for biomarker discovery and diagnosis of type 1 diabetes. Nat Med, 2014, 20 (8): 948-953.

17. Petersen JS, Hejnaes KR, Moody A, et al. Detection of GAD65 antibodies in diabetes and other autoimmune diseases using a simple radioligand assay. Diabetes, 1994, 43 (3): 459-467.

18. Grubin CE, Daniels T, Toivola B, et al.A novel radioligand binding assay to determine diagnostic accuracy of isoform-specific glutamic acid decarboxylase antibodies

in childhood IDDM. Diabetologia, 1994, 37 (4): 344-350.

19. 易波, 黄干, 谢志国, 等. 胰岛自身抗体检测及标准化研究进展. 中华糖尿病杂志, 2015, 7 (8): 521-524.

20. 黄干, 杨涛, 刘煜, 等. 中国胰岛自身抗体检测标准化计划报告: 检测方法调查及准确性评估. 中华糖尿病杂志, 2016, 8 (12): 723-728.

（谢志国　杨　琳　黄　干　整理）

暴发性 1 型糖尿病的发病机制研究进展

64. 建立适当的动物模型对阐明 FTID 发病机制具有重要作用

不同的动物模型中疾病的发生机制可不一致，如 TLR9 通路在自身免疫糖尿病中的作用。Zhang 和 Wen 均在 NOD 鼠中发现 *TLR9* 基因敲除可以延缓糖尿病的发生，可能是通过抑制 CD8[+] T 细胞活化成为致病效应性 T 细胞。Zipris 在 BBDR 鼠中发现克氏病毒（KPv）通过 TLR9 通路诱导天然免疫活化和自身免疫发生。Fallarino 在链佐星诱导的自身免疫糖尿病鼠模型中发现 TLR9 通路激活可以保护糖尿病的发生。因此，TLR9 通路在自身免疫糖尿病中起保护作用，还是致病作用呢？考虑研究结果不一致的原因包括：

（1）研究的层面：在体研究还是体外研究。

（2）研究的角度：在机制研究上，没有从致病性和保护性两方面进行探讨。

（3）研究的对象：NOD 鼠和 BBDR 鼠模型的研究支持 TLR9 通路在糖尿病中致病性作用，而链佐星诱导的糖尿病鼠模型及糖尿病患者的研究支持 TLR9 通路在糖尿病中保护性作用。因此，建立适当的 FT1D 动物模型对阐明其发病机制具有重要作用。

65. CD28$^{-/-}$NOD 鼠注射 Poly I：C 呈现类似 FT1D 表现

CD28 基因敲除的 NOD 鼠因不能产生有效的 Tregs，易于发生自身免疫性糖尿病。Tada 等利用该模型注射类似病毒双链 RNA 的 Poly I：C 激活天然免疫诱发糖尿病。83% 的 CD28$^{-/-}$ 鼠在注射 Poly I：C 后 1 ～ 6 天内出现血糖升高。T 细胞浸润胰腺的外分泌和内分泌组织中，并伴有胰岛 α 细胞和 β 细胞受损，这与 FT1D 患者胰腺组织病理改变类似。因此，CD28$^{-/-}$NOD 鼠注射 Poly I：C 的动物模型对于理解 FT1D 具有重要价值。

66. 给雄性 DBA/2 鼠腹腔注射脑心肌炎病毒糖尿病株有助于理解病毒感染在 FT1D 发病机制中的作用

Shimada 等将脑心肌炎病毒糖尿病株（EMC 病毒）经腹腔注射给雄性 DBA/2 鼠，复制出类似人类 FT1D 的动物模型。该动物模型具有如下特点：注射 EMC 病毒数天内出现血糖升高；

血糖升高前有一过性血糖低于正常，可能是胰岛迅速破坏，胰岛素释放入血导致低血糖；除了有胰腺内分泌功能受损，外分泌功能同样出现异常，表现为胰酶升高；可有一过性低滴度的胰岛自身抗体出现。上述特点均与目前 FT1D 的临床特点相似。因此，该动物模型对于从病毒感染角度研究 FT1D 的发病机制有重要价值。

67. 表观遗传学为 FT1D 的发病机制研究提供新的思路

遗传学研究表明，FT1D 与 *HLA* 和 *CTLA-4* 基因易感性有关，但经典遗传学不能解释其全部病因。与经典遗传学不同，表观遗传学不涉及 DNA 序列改变，调控基因表达及功能的诱导和维持发生可遗传变化。

DNA 甲基化调节作为表观遗传学调控机制的重要组成部分，通过调控免疫相关基因表达及免疫调节过程，参与多种自身免疫性疾病的发生。

周智广课题组检测了 FT1D 患者和正常对照外周血单个核细胞的基因组 DNA 总体甲基化水平及 DNA 甲基转移酶水平，发现 FT1D 患者外周血单个核细胞的基因组 DNA 总体甲基化水平升高，提示 FT1D 存在 DNA 甲基化修饰模式的异常。DNA 甲基化过程有赖于 DNA 甲基化转移酶（DNMTs）的催化作用。

周智广课题组进一步发现 FT1D 患者外周血单个核细胞中

DNMT1 的 mRNA 水平与正常对照相比升高，且与基因组 DNA 总体甲基化水平改变一致。提示 DNMT1 可能在介导 FT1D 患者外周血单个核细胞基因组发生高甲基化过程中起重要作用。Tregs 功能缺陷是自身免疫性疾病发生的重要机制，而 Foxp3 表达异常在这其中最为关键。

周智广课题组研究发现 FT1D 患者外周血单个核细胞中 Foxp3 的蛋白和 mRNA 水平均表达降低，而 Foxp3 的表达水平与其基因启动子区域高甲基化水平呈明显负相关。由此可见，DNA 甲基化可能通过下调 Foxp3 表达导致 Tregs 免疫缺陷而参与 FT1D 的发生。

另外，表观遗传学调控机制还包括组蛋白修饰及非编码 RNA 作用等。目前，FT1D 发生的确切机制尚不清楚，目前认为与感染、妊娠、药物过敏等诸多因素有关，而表观遗传学为 FT1D 的发病机制研究提供了新的思路。

参考文献

1. Tada A，Shimada A，Yamada T，et al. A mimic of viral double-stranded RNA triggers fulminant type 1 diabetes-like syndrome in regulatory T cell-deficient autoimmune diabetic mouse. J Immunol，2011，187（10）：4947-4953.

2. Shimada A，Maruyama T. Encephalomyocarditis-virus-induced diabetes model resembles "fulminant" Type 1 diabetes in humans. Diabetologia，2004，47（10）：1854-1855.

3. Wang Z，Zheng Y，Tu Y，et al. Immunological Aspects of Fulminant Type 1 Diabetes in Chinese. J Immunol Res，2016，2016：1858202.

4. Wang Z，Zheng Y，Hou C，et al. DNA methylation impairs TLR9 induced Foxp3 expression by attenuating IRF-7 binding activity in fulminant type 1 diabetes. J Autoimmun，2013，41：50-59.

（王　臻　整理）

暴发性 1 型糖尿病的治疗展望

68. 胰岛细胞移植有望用于治疗 FT1D

胰岛细胞移植，包括自体与异体移植，由于 T1DM（包括 FT1D）患者胰岛功能完全衰竭，故此处只讨论胰岛细胞异体移植。胰岛细胞移植是目前认为最有可能治愈 T1DM 的方法，特别是近年的基础研究和埃德蒙顿（Edmonton）抗免疫排斥方案的实施，推动了胰岛细胞移植的临床应用，给患者带来治愈疾病的希望。胰岛细胞移植是从供体胰腺中获得胰岛（为 1% ～ 2% 的胰腺组织块），通过门静脉将上述组织移植到受体体内。胰岛细胞移植可以有效地维持血糖稳定，并减少低血糖发生及其他器官的远期微血管病变。大部分患者在 5 年内要求重新注射胰岛素，但即使只存在少量有功能的 β 细胞也仍能改善代谢调控，并且能保护患者免于发生严重的低血糖。然而，胰岛细胞移植所面临的一大难题则是胰岛供体的有限性。由于缺乏供体胰岛，使得其广泛应用于 T1DM 的常规治疗受阻。目前胰岛细胞移植供体主要为脑死亡捐赠者，但随着科研的不断深入，未来通过人类胚胎干细胞（human embryonic stem cells，hESCs）诱导分化成 β 细胞，将为 T1DM 患者提供源源不断的胰岛细胞来源。不仅如此，科研工作者还将研究重点放在 β 细胞再生，即患者自体细胞来源。

影响胰岛细胞移植后疗效的因素有很多，包括分离胰岛细胞的质量、术后排斥反应、移植细胞生存环境及药物对胰岛的毒性反应等，其中获得足量、高活性的胰岛细胞是决定最终疗效的关键，一般 2 个胰腺就可分离到 1 例患者所需的胰岛细胞。

2015 年在《Diabetes Care》期刊上发表了一项回顾性分析，评估了 GRAGIL-1c 和 GRAGIL-2 胰岛移植试验入选患者（$n =$ 44）的 5 年随访结局。研究结果显示，在术后 1、4 和 5 年，接受肾移植后胰岛移植（IAK）的患者分别有 83%、67% 和 58% 实现 HbA1c 达标（7% 以下），且无严重低血糖发生；接受单纯胰岛移植（ITA）的患者分别有 80%、70% 和 60% 达到这一目标；在基线时接受 IAK 术和 ITA 术的患者分别仅有 0 人和 10% 达到这一目标。在整个随访期间，有 75% 的患者获得胰岛素不依赖，胰岛素不依赖状态的中位维持时间为 19.25 个月。在安全性方面，出现过一次以上不良事件的患者比例为 66%，有 33% 的不良事件与免疫抑制相关。该研究证实，胰岛移植可安全有效地修复 T1DM 患者的血糖控制功能和维持稳定正常血糖状态，避免严重低血糖发生；该研究为胰岛细胞移植用于 T1DM 的治疗补充了新证据。

69. 胰腺移植仍存在手术风险较大、并发症多及远期效果不确定等问题

胰腺移植最早开始于 19 世纪 90 年代的动物实验，人们发现胰腺实体移植可治疗糖尿病。1893 年，三片羊胰腺组织被移植至 1 例糖尿病儿童的皮下，开始获得了成功，但术后 3 天患儿还是死于严重的酮症酸中毒。人胰腺移植成功的第 1 例发生于 1966 年，在首例肾移植 3 年后，由明尼苏达大学医院的 Kelly 及 Lilihe 实施。但随后，胰腺移植发展缓慢，原因在于缺乏有效的免疫抑制、排斥反应及手术并发症等问题。直至 20 世纪 90 年代初，由于环孢霉素的引入，以及用十二指肠导管引流胰腺分泌物至小肠的手术技术更新，为胰腺移植提供了有效的方式，手术预后较前理想。目前超过 80% 的胰腺移植均应用肠道引流，其中不乏成功病例。迄今人胰腺同种异体移植共有 4 种方式：

（1）单独胰腺移植：主要应用于低血糖发生频率高、程度严重的 T1DM 患者。这些患者可以对低血糖无意识，生活质量受损，或因各种因素导致对胰岛素治疗依从性差。他们往往肾功能尚好，没有尿毒症，肾小球滤过率在 80 ～ 100ml/[min·(1.73 m^2)]，不需要进行肾移植。

（2）胰肾联合移植：移植的胰腺和肾脏常来自同一个供体。英国肾脏及胰腺移植咨询组织（The UK Transplant Kidney and

Pancreas Advisory Group）提出的胰肾联合移植适应证包括伴肾衰终末期，立即或 6 个月内需要进行透析的 T1DM 患者。

（3）肾移植后的胰腺移植发生在肾移植之后，两者供体不同，移植的胰腺来自已故供体，而之前移植的肾脏可来自活体或已故供体。肾移植后的胰腺移植主要应用于符合单独胰腺移植要求的患者，以及先行同种异基因肾移植的患者。这样的好处在于可以减少等待移植器官的时间，以及与胰肾联合移植相比死亡率更低。

（4）来自已故供体的胰腺与来自活体的肾脏同时移植，这种方式发生移植器官功能恢复延迟的概率较胰肾联合移植相比较低，并且等待移植器官的时间显著缩短，因此接受这种移植方式的患者相对等待胰肾联合移植的患者预后更好。

总的来说，胰腺移植仍存在手术风险较大、并发症多及远期效果不确定的问题，而胰岛或胰岛细胞移植技术则手术操作简单、安全性高、并发症少，且可重复进行。因此，人们逐渐倾向于胰岛移植的应用，包括人胰岛同种异体移植、人胰岛自体移植及异种胰岛移植等。但胰岛移植同样存在以下问题及困惑：

（1）因要求足够数量的胰岛，胰腺供体来源短缺。

（2）因免疫排斥、缺氧、炎症等多种原因，移植胰岛在宿主体内难以长期存活，患者不易获得胰岛素非依赖状态。

（3）免疫抑制剂的使用带来的毒副反应，甚至可能超过了移植的获益。

此外，随着动态血糖监测的普及以及闭环胰岛素泵的研发，也将影响人们在 T1DM 治疗选择上对胰腺或胰岛移植的关注。

70. 干细胞具有多向分化潜能和免疫调节作用，可成为治疗 FT1D 的新型治疗手段

FT1D 起病急、病情进展迅速，胰岛功能几乎完全丧失。此外，既往认为胰岛自身抗体检测多为阴性，但随着自身免疫检测手段的发展及多种胰岛自身抗原的应用，陆续有研究发现部分 FT1D 存在自身免疫特征。因此，如何获得大量胰岛 β 细胞以增加胰岛素分泌以及改善免疫环境是目前治疗 FT1D 遇到的挑战之一。

干细胞因其具有自我分化更新能力以及免疫调节作用，成为目前细胞治疗 FT1D 的可能有效方法。干细胞在特定环境下分化为胰岛素分泌细胞，并可依赖葡萄糖浓度分泌胰岛素。

干细胞移植后具有向受损胰岛组织迁移的高效归巢性，一方面在胰岛微环境中分化为新的胰岛样细胞修复受损的胰岛组织，另一方面干细胞可分泌多种生物活性物质和生长因子，修复内源性胰岛细胞，并促进胰岛 β 细胞的增殖再生以及胰腺干细胞的分化，从而改善胰岛功能。

近年来研究显示，干细胞具有免疫调节作用，通过细胞接触和分泌可溶性细胞因子抑制自身反应性 T 细胞的功能和免疫反应，从而恢复免疫平衡、诱导免疫耐受，保护 β 细胞免受免疫损

伤。因此，干细胞用于治疗 FT1D 具有广阔的前景（图 4）。

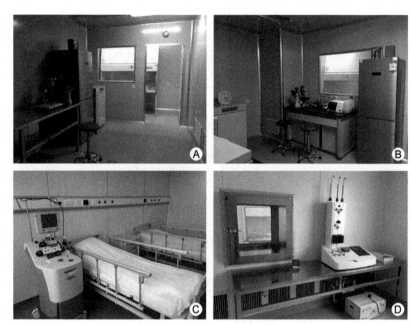

图 4 干细胞治疗相关的硬件设施（彩图见彩插 4）
注：A、B：GMP 实验室；C：外周血细胞分离器和万级层流病房；D：流式细胞分选仪。

（1）胚胎干细胞（ESCs）。一种高度未分化的细胞，表达转录因子 Oct-4、Nanog -1 和 Sox2，具有无限的自我增殖、自我更新能力，并可分化为成体动物的所有组织和器官。在特定的条件下 ESCs 可定向诱导为胰岛 β 细胞，用于修复受损的胰岛，从而起到治疗糖尿病的作用。动物实验已经证明，ESCs 治疗 T1DM 的潜能。另外，人类 ESCs 因其具有致癌的风险、免疫排斥和伦理争议等问题，使其在临床应用受到很大限制。目前，细胞胶囊等新技术开始出现，理论上这种新技术可以使封装在胶囊内的胰岛素分泌细胞在移植后可持续存活和发挥功能，而且不需要长期免疫抑制治疗；此外，它还可以预防肿瘤等恶性病变的发生。尽管使用 ESCs 临床治疗糖尿病仍存在许多的困难，但目前在该领域所获得的成果提示 ESCs 具有巨大的潜能治疗 FT1D。

（2）诱导性多能干细胞诱导性多能干细胞（induced pluripotent stem cells，iPSCs）。日本科学家 2006 年利用病毒载体将四个转录因子（Oct4、c-Myc、Klf4 和 Sox2）组合转入已分化的体细胞中，使其重编程而得到的一种干细胞类型。由于 iPSCs 来自自体（可避免免疫问题）且具有无限分化可能性。尽管理论上 iPSCs 可能是产生自体 β 细胞的合适来源，然而实际上因其使用外源性基因和病毒转导会导致基因突变、染色体畸变和肿瘤的形成，致使它应用于临床受到重重阻碍。

（3）造血干细胞（haemopoietic stem cells，HSCs）。其生物标记物为 CD34 和 Thy1，是来源于骨髓、脂肪、脐血、外周血和胚胎等组织的一种多能干细胞。无论是动物还是人 HSCs 都不能分化为胰岛素分泌细胞，但研究发现 HSCs 具有免疫调节作用，可逆转免疫紊乱，诱导免疫耐受。并通过增强血管生成、减少凋亡和刺激增殖，HSCs 可以保护残留的 β 细胞并促进胰岛 β 细胞增生。Voltarelli 等使用自体非髓性 HSCs 移植（autologous nonmyeloablative haemopoietic stem cell transplantation，AHSCT）治疗新发 T1DM 患者后糖代谢获益明显，可控制血糖，胰岛素、C 肽水平明显改善。随着越来越多的研究发现 FT1D 与免疫紊乱相关，HSCs 可成为治疗 FT1D 的一种潜能细胞。

（4）间充质干细胞（MSCs）。一类非造血组织多能干细胞，来源于发育早期中胚层和外胚层，可由多种组织分离得到，包括骨髓、脂肪、脐血和脐带等。尽管它仍缺乏特异的表面标志物，但通常表达以下表面抗原，包括 CD44、CD73、CD105 和 CD166 等。MSCs 因具有自我复制、多向分化潜能和免疫调控等特点而日益受到人们的关注。MSCs 除了可以分化为胰岛素分泌细胞之外，还具有独特的免疫调节作用。它可以通过细胞相互接触以及分泌可溶性细胞因子，作用于抗原提呈细胞、T 细胞和 NK 细胞等免疫细胞而抑制机体免疫功能的发挥。Carlsson 等采用自体骨髓 MSCs 治疗初诊的成人 T1DM 患者，发现 MSCs 移植可延缓胰岛功能衰竭。近年来科学家们发现，脐带中富含 MSCs，而脐带具有获取容易、低免疫原性、低 GVHD 和对捐赠者无危险性等优势；因此脐带来源 MSCs 得到广泛的关注。Hu 等使用脐带 MSCs 治疗新发 T1DM，研究表明脐带 MSCs 治疗新发 T1DM 具有安全性和有效性，可保护胰岛功能，延缓胰岛功能衰竭和疾病进展。脐带 MSCs 联合自体骨髓单核细胞移植治疗 T1DM 的临床研究显示移植后患者获益，糖代谢指标改善及胰岛功能得到恢复。尽管目前尚未有研究使用 MSCs 治疗 FT1D，但根据 MSCs 的生物特性，认为 MSCs 移植或联合其他免疫细胞均具有治疗 FT1D 的潜能。

（5）脐血多能干细胞脐血多能干细胞（cord blood-derived

multipotent stem cells, CB-SCs)。一类新型具有独特生物学特性的干细胞，表达干细胞相关的表面标志 SSEA-3 和 SSEA-4 以及转录因子 OCT-4、Nanog 和 Sox2；其免疫表型人白细胞共同抗原 CD45 阳性，区别于脐血中的 MSCs；CD3、CD4、CD8、CD11b、CD11c、CD14、CD19、CD20、CD34 等血细胞标志阴性，区别于脐血中的造血干细胞及淋巴细胞。此外，CB-SC 表达非常低水平的 I 类和 II 类主要组织相容性复合体抗原（HLA-I 和 HLA-II），具有非常低的免疫原性。在体外经过艾塞那肽和高糖的刺激可诱导分化为表达胰岛 β 细胞特征的胰岛素分泌细胞。T1DM 患者来源的免疫细胞可在由 CB-SCs 形成的微环境中，通过细胞与细胞间的直接接触或可溶性因子得到免疫教育和调节，进而达到纠正和修复患者免疫紊乱的治疗目的。

（6）胰岛祖细胞。在胚胎发育过程中，胰岛祖细胞是所有的胰腺内分泌细胞的来源，但目前尚未明确胰腺损伤后，是否由胰岛祖细胞分化成其他细胞来填充。转录因子胰腺和十二指肠同源盒基因 1（Pdx1）被认为是早期胰腺内胚层细胞的标志，另一种谱系定义转录因子 - 神经元素 3（Ngn3）是 Pdx1 阳性的前体细胞发育成所有内分泌岛细胞的必要条件。近期的一项研究将损伤胰腺分离出的 Ngn3 阳性导管细胞注入早期胚胎胰腺外植体（以提供胎儿胰腺微环境）后产生了胰岛素分泌细胞。

（7）β 细胞。其能在正常生长、怀孕期间和胰腺部分切除后再生。成人胰腺中新生成的 β 细胞直接来自于成熟 β 细胞。探讨

β 细胞的自然再生，获得更多的 β 细胞，为治疗糖尿病提供了一种新的选择。然而，自然再生似乎是相对罕见的事件，再生的速度亦极其缓慢。了解控制此类事件发生的调控机制是促进成熟 β 细胞产生更多新细胞的关键。不同的分子通过不同的机制刺激 β 细胞增殖。如胰高血糖素样肽 -1 能够刺激 β 细胞增殖，这为治疗糖尿病找到了一个新的药物靶点。

（8）α 细胞。已有研究证明，正常情况下分泌胰高血糖素的 α 细胞，在 β 细胞极度减少的情况下能在活体内产生 β 细胞。Collombat 等通过重新编码转录因子 Pax4 阳性小鼠的 α 细胞转变成 β 细胞，证明了 α 细胞是有可能被指导分化成 β 细胞的。

（9）胰腺导管细胞。Inada 等人用一种诱导碳酸酐酶 II CRE 特异性地标记胰腺导管细胞，追踪胰管结扎后导管细胞的变化，结果几周后标记的细胞似乎转变成了 β 细胞。Kopinke 和 Murtaugh 最近的一项研究也得出了相同的结论。胰管结扎后出现了 Ngn3 阳性的导管细胞，并且它们能在适当的体外条件下转变成胰岛素分泌细胞。

（10）胰腺外分泌细胞。其构成了胰腺中的主要细胞类型，而且它们也来自 Pdx1 阳性的祖细胞。它们的细胞量十分丰富，而且在胚胎发育时与内分泌细胞有着相似的祖系历史，因而推测它们能重新编程为胰岛 β 细胞是合理的。在适当的条件下，外分泌细胞可以诱导出 β 细胞的相应表型特征。Zhou 等人最近发现，在体内通过基因转移 3 个转录因子 Pdx1、Ngn3 和 MafA 至外分泌细胞，可使其转变为 β 细胞。

（11）肝脏祖细胞。其转分化 β 细胞肝脏和胰腺拥有共同的祖先，它们均起源于肠道内胚层。肝脏具有自然的再生能力，还可成为基因治疗的靶器官，如果能重新编码肝脏细胞生成 β 细胞，将为胰岛新生细胞的产生提供一个潜在来源。通常情况下，肝细胞能在肝部分切除术再生；当使用某些抑制增殖的化学物质时，称为卵圆细胞的肝脏祖细胞将分化为肝细胞和胆管细胞重新填充肝脏。这些卵圆细胞来源于肝门静脉周围的 Hering 管。肝卵圆细胞可能与胰腺前体细胞相关，在合适的环境下能成为胰岛素生成细胞。Ferber 等首先使用第一代腺病毒（FGAd）提供 Pdx1 基因导入 STZ 诱导的糖尿病小鼠肝脏内，一段时间后在实验组小鼠肝脏中找到了少量胰岛素阳性细胞。

迄今为止，纵然尚未有研究使用干细胞治疗 FT1D，但在干细胞治疗 T1DM 的研究领域已经有所收获。FT1D 与 T1DM 二者在临床特点和病理机制具有一定的相似性，研究显示 FT1D 的发病与自身免疫相关，临床表现为胰岛功能衰竭；因此，对于 FT1D 的理想治疗方法是改善免疫紊乱，促进胰岛 β 细胞增殖和再生以及外源性获得大量胰岛 β 细胞。干细胞具有多向分化潜能和免疫调节作用，可成为治疗 FT1D 的新型治疗手段。诱导已有的胰腺细胞分化出新的 β 细胞，也能为 β 细胞的来源提供一条新途径。

参考文献

1. Ahearn AJ，Parekh JR，Posselt AM. Islet transplantation for Type 1 diabetes：where are we now? Expert Rev Clin Immunol，2015，11（1）：59-68.

2. Khosravi-Maharlooei M，Hajizadeh-Saffar E，Tahamtani Y，et al. THERAPY OF ENDOCRINE DISEASE：Islet transplantation for type 1 diabetes：so close and yet so far away. Eur J Endocinol，2015，173（5）：R165-183.

3. Lablanche S，Borot S，Wojtusciszyn A，et al. Five-Year Metabolic，Functional，and Safety Results of Patients With Type 1 Diabetes Transplanted With Allogenic Islets Within the Swiss-French GRAGIL Network. Diabetes Care，2015，38（9）：1714-1722.

4. Williams PW. Notes on diabetes treated with extract and by grafts of sheep's pancreas. Br Med J，1894，2（1771）：1303-1304.

5. Kelly WD，Lillehei RC，Merkel FK，et al. Allotransplantation of the pancreas and duodenum along with the kidney in diabetic nephropathy. Surgery，1967，61（6）：827-837.

6. Scalea JR，Butler CC，Munivenkatappa RB，et al. Pancreas transplant alone as an independent risk factor for the development of renal failure：a retrospective study. Transplantation，2008，86（12）：1789-1794.

7. Odorico JS，Voss B，Munoz DR，et al. Kidney function after solitary pancreas transplantation. Transplant Proc，2008，40（2）：513-515.

8. Rayhill SC，D'Alessandro AM，Odorico JS，et al. Simultaneous pancreas-kidney transplantation and living related donor renal transplantation in patients with

diabetes：is there a difference in survival? Ann Surg，2000，231（3）：417-423.

9. Gruessner AC，Sutherland DE，Dunn DL，et al. Pancreas after kidney transplants in posturemic patients with type I diabetes mellitus. J Am Soc Nephrol，2001，12（11）：2490-2499.

10. Couri CE，Oliveira MC，Stracieri AB，et al. C-peptide levels and insulin independence following autologous nonmyeloablative hematopoietic stem cell transplantation in newly diagnosed type 1 diabetes mellitus. JAMA，2009，301（15）：1573-1579.

11. Carlsson PO，Schwarcz E，Korsgren O，et al. Preserved beta-Cell Function in Type 1 Diabetes by Mesenchymal Stromal Cells. Diabetes，2015，64（2）：587-592.

12. Hu J，Yu X，Wang Z，et al. Long term effects of the implantation of Wharton's jelly-derived mesenchymal stem cells from the umbilical cord for newly-onset type 1 diabetes mellitus. Endocr J，2013，60（3）：347-357.

13. Cai J，Wu Z，Xu X，et al. Umbilical Cord Mesenchymal Stromal Cell With Autologous Bone Marrow Cell Transplantation in Established Type 1 Diabetes：A Pilot Randomized Controlled Open-Label Clinical Study to Assess Safety and Impact on Insulin Secretion. Diabetes Care，2016，39（1）：149-157.

14. Zhao Y，Huang Z，Qi M，et al. Immune regulation of T lymphocyte by a newly characterized human umbilical cord blood stem cell. Immunol Lett，2007，108（1）：78-87.

15. Murtaugh LC. Pancreas and beta-cell development：from the actual to the possible. Development，2007，134（3）：427-438.

16. Xu X, D' Hoker J, Stangé G, et al. Beta cells can be generatedfrom endogenous progenitors in injured adult mouse pancreas.Cell, 2008, 132 (2): 197-207.

17. Bonner-Weir S, Sharma A. Are there pancreatic progenitor cellsfrom which new islets form after birth? Nat Clin Pract Endocrinol Metab, 2006, 2 (5): 240-241.

18. Dor Y, Brown J, Martinez OI, et al. Adult pancreatic betacells are formed by self-duplication rather than stem-cell differentiation. Nature, 2004, 429 (6987): 41-46.

19. Teta M, Long SY, Wartschow LM, et al.Very slow turnover of beta-cells in aged adult mice. Diabetes, 2005, 54 (9): 2557-2567.

20. Perfetti R, Zhou J, Doyle ME, et al. Glucagon-like peptide-1 induces cell proliferation and pancreatic-duodenum homeobox-1 expression and increases endocrine cell mass in the pancreas of old, glucose-intolerant rats. Endocrinology, 2000, 141 (12): 4600-4605.

21. Thorel F, Nepote V, Avril I, et al. Conversion of adult pancreaticalpha-cells to beta-cells after extreme beta-cell loss. Nature, 2010, 464 (7292): 1149-1154.

22. Collombat P, Xu X, Ravassard P, et al. The ectopic expression of Pax4 in the mouse pancreas converts progenitor cells into alphaand subsequently beta cells. Cell, 2009, 138 (3): 449-462.

23. Inada A, Nienaber C, Katsuta H, et al. Carbonic anhydrase II positive pancreatic cells are progenitors for both endocrine andexocrine pancreas after birth. Proc Natl Acad Sci USA, 2008, 105 (50): 19915-19919.

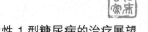

24. Kopinke D，Murtaugh LC. Exocrine-to-endocrine differentiation is detectable only prior to birth in the uninjured mouse pancreas.BMC Dev Biol，2010，10：38.

25. Zhou Q，Brown J，Kanarek A，et al. In vivo reprogramming of adult pancreatic exocrine cells to beta-cells.Nature，2008，455（7213）：627-632.

26. Zaret KS，Grompe M. Generation and regeneration of cells of the liver and pancreas. Science，2008，322（5907）：1490-1494.

27. Oertel M，Shafritz DA. Stem cells，cell transplantation and liver repopulation. Biochim Biophys Acta，2008，1782（2）：61-74.

28. Kim S，Shin JS，Kim HJ，et al. Streptozotocin-induced diabetes can be reversed by hepatic oval cell activation through hepatic transdifferentiation and pancreatic islet regeneration. Lab Invest，2007，87（7）：702-712.

29. Ferber S，Halkin A，Cohan H，et al. Pancreatic and duodenal homeobox gene 1 induces expression of insulin genes in liverand ameliorates streptozotocin-induced hyperglycemia. Nat Med，2000，6（5）：568-572.

（肖潇雨　戴志洁　何斌斌　俞海波　整理）

出版者后记
Postscript

　　1 年时间，365 个日夜，300 位权威专家对每本书每个细节的精雕细琢，终于，我们怀着忐忑的心情迎来了《中国医学临床百家》丛书的出版。我们科学技术文献出版社自 1973 年成立即开始出版医学图书，40 余年来，医学图书的内容和出版形式都发生了很大变化，这些无一不与医学的发展和进步相关。

　　近几年，中国的临床医学有了很大的发展，在国际医学领域也开始崭露头角。以北京天坛医院牵头的 CHANCE 研究成果改写美国脑血管病二级预防指南为标志，中国一批临床专家的科研成果正在走向世界。但是，这些权威临床专家的科研成果多数首先发表在国外期刊上，之后才在国内期刊、会议中展现。如果出版专著，又为多人合著，专家个人的观点和成果精华被稀释。

　　为改变这种零落的展现方式，作为科技部所属的唯一一家出版机构，我们有责任为中国的临床医生提供一个系统展示临床研究成果的舞台。为此，我们策划出版了这套高端医学专著——《中国医学临床百家》丛书。"百家"既指临床各学科的权威专家，也取百家争鸣之义。

丛书中每一本书阐述一种疾病的最新研究成果及专家观点，按年度持续出版，强调医学知识的权威性和时效性，以期细致、连续、全面展示我国临床医学的发展历程。与其他医学专著相比，本丛书具有出版周期短、持续性强、主题突出、内容精练、阅读体验佳等特点。在图书出版的同时，同步通过万方数据库等互联网平台进入全国的医院，让各级临床医师和医学科研人员通过数据库检索到专家观点，并能迅速在临床实践中得以应用。

在与专家们沟通过程中，他们对丛书出版的高度认可给了我们坚定的信心。北京协和医院邱贵兴院士表示"这个项目是出版界的创新……项目持续开展下去，对促进中国临床学科的发展能起到很大作用"。北京大学第一医院霍勇教授认为"百家丛书很有意义"。复旦大学附属华山医院毛颖教授说"中国医学临床百家给了我们一个深度阐释和抒发观点的平台，我愿意将我的学术观点通过这个平台展示出来"。我们感谢这么多临床专家积极参与本丛书的写作，他们在深夜里的奋笔，感动着我们，鼓舞着我们，这是对本丛书的巨大支持，也是对我们出版工作的肯定，我们由衷地感谢！

在传统媒体与新兴媒体相融合的今天，打造好这套在互联网时代出版与传播的高端医学专著，为临床科研成果的快速转化服务，为中国临床医学的创新及临床医师诊疗水平的提升服务，我们一直在努力！

科学技术文献出版社

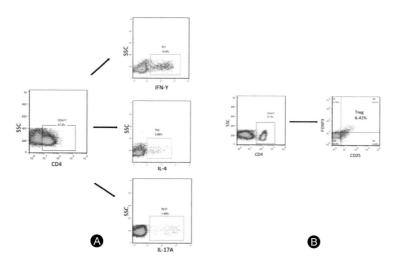

彩插 1　利用流式细胞术分析 FT1D 患者外周血 T 细胞亚群特点（见正文 P104）

注：A，以 CD4 阳性设门，进一步检测细胞内因子 IFN-γ、IL-4、IL-17A 阳性细胞比例，反映 Th1 类、Th2 类及 Th17 免疫反应水平；B，以 CD4 阳性设门，进一步检测 CD25 和 Foxp3 均阳性的细胞所占比例，反映调节性 T 细胞水平。

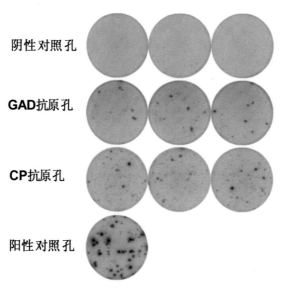

彩插 2　利用酶联免疫斑点技术检测 FT1D 外周血自身反应性 T 细胞水平（见正文 P107）

Islet Autoantibody Standardization Program (IASP)
Certification of 2012 Workshop participation
Date of report: 10/01/2012

Laboratory: 0304 Diabetes Center, Key Laboratory of Diabetes Immunology

Performance Characteristics [1]

Antibody	Method/Description	% Sensitivity	% Specificity	AUC[2]	AS95[3]	Accuracy[4]	New-Onset Reported[5]	Control Reported[6]
GADA	Radiobinding Assay(RBA) Local	78.0	96.7	0.896	80.0	90.00	50	90
GADA Sub Study	GADA Sub Study	74.0	97.8	0.917	84.0	89.29	50	90
IA2A	Radiobinding Assay(RBA) Local	74.0	96.7	0.841	74.0	88.57	50	90
IAA	Radiobinding Assay(RBA) Local	62.0	100.0	0.784	62.0	86.43	50	90
ZnT8A	CRCW-RBA (C-Terminal arginine & tryphtophan)	70.0	98.9	0.856	74.0	88.57	50	90

[1] Based on laboratory submitted findings.
[2] Area Under the Curve derived from Receiver operating characteristics (ROC) analysis.
[3] % Sensitivity at 95% specificity derived from Receiver operating characteristics (ROC) analysis.
[4] % Accuracy:(Number of New Onset identified as positive+Number of Controls identified as negative)/ (number of New Onset samples reported+number of Controls samples reported)
[5] Number of New-Onset sample results submitted by your laboratory (maximum number=50)
[6] Number of Control sample results submitted by your laboratory (maximum number=90)

On behalf of the IASP Committee
William E. Winter, M.D., FACP, DABCC, FACB
Professor
Departments of Pathology, Immunology Laboratory Medicine,
Pediatrics, and Molecular Genetics Microbiology
Principle Investigator, Type 1 Diabetes TrialNet ICA Core Laboratory
Director, UF Pathology Laboratories, Endocrine Autoantibody Laboratory

IASP Committee: University of Florida: David
Pittman; William Winter, Gainesville, Florida
USA; Immunology of Diabetes Society(IDS):
Michael Schlosser, Greifswald, Germany; Alistair
Williams, Bristol, UK; Vito Lampasona, Milan,
Italy; Peter Achenbach, Munich, Germany
(IDS-IASP Chair)

彩插 3　2012 年胰岛自身抗体标准化项目（IASP）评估认证报告（见正文 P110）

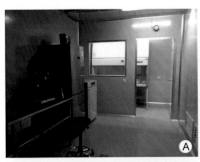
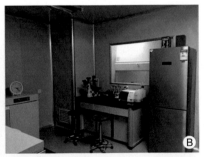
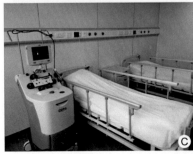
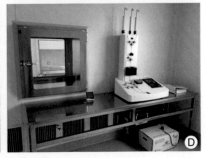

彩插 4　干细胞治疗相关的硬件设施（见正文 P124）

注：A，B：GMP 实验室；C：外周血细胞分离器和万级层流病房；D：流式细胞分选仪。